瞑想は生きる力を高める

津田優

Suguru Tsuda

KKロングセラーズ

瞑想は生きる力を高める

まえがき

将来にたいして見とおしのきかない、お先真っ暗の感が世を覆っています。「不安」が時代のキーワードになる理由です。そんななかで見逃されているのが「生きる力」です。仮に状況が好転して、希望に満ちたムードが広がったとしても、「生きる力」がなければ、せっかくの希望も尻つぼみ、ただの空想に終わってしまいます。じっさい、たんなる希望やプラス・イメージなんかで「生きる力」など引きだしようがないのです。

この世に自分の思いどおりになることなんて、じつに限られた範囲のことでしかない。思いどおりにならないのに、思いどおりにしようとする。その落差の大きさに比例して、人の悩みや苦しみは大きくなる。そして、いちばん思いどおりにならないのが、「生きる力」を高めることなのです。

瞑想は「生きる力」を高める——瞑想の人生上の意義はここにある。現代人一般の「生きる力」がなぜやせ細ってきているのか、瞑想は一人ひとりの人生に向かいあうなかで、その要因を掘り下げる。と同時に、どうやったら「生きる力」がやしなわれ、わが身に喚《よ》びよせることができるのか、それを体系的な技法として提示するのです。

瞑想の出発点はエネルギー論です。この世をふくめた宇宙万物を貫く、一《いっ》なるエネルギーを、技法のスタートラインにおくのです。瞑想の根拠はひとえにエネルギーにある。エネルギーは瞑想のアルファでありオメガなのです。しかも、瞑想の特異性は論証の領域にはなく、あくまでも「身の技法」にあります。身にうら打ちされてはじめてエネルギーは生きた力となって働くのです。

現代にもっとも欠けているのは身をもって学ぶ技法だといえます。これは情報時代のウィークポイントでもある。

瞑想は身に染みるやりかたで人生の極意を学び、「生きる力」を深く体得する、という方向をとるのです。各人の「生きる力」とエネルギー水準は等価といいきることができます。

永平寺で有名な、曹洞宗《そうとう》をひらいた、道元禅師《ぜんじ》は、「自己をならふといふは、自己をわするるなり。自己をわするるといふは、万法に証せらるるなり」といっています。ここで「万法に証せらるる」というのは、エネルギーの働きが身心に到来し、浸透するということです。道元はそのポイントを、「自己をわするる」に見いだしたのです。

道元のいったことは永久に真実です。瞑想はまことに「自己をわするる」ことに尽きるからです。「自己をわするる」からエネルギーがわがものになり、ダイレクトに「生きる力」を高めることにつながる。一見、逆説的に思えるかもしれませんが、技法上では揺るぎようのない見地です。

俗に「われを忘れる」「無心になる」「無我夢中になる」といいますが、これを技法上の言葉ととらえると実りがあります。遊びに熱中している子どもはもちろんですが、スポーツ、武道、芸能、ビジネスなど世事万般で稀に出来《しゅったい》する、超絶的な技や出来事は、いずれも「われを忘れる」が決め手なのです。一流人士で「神が降りてきた」経験をしなかった人は、一人もいないはずです。能楽を大成した世阿弥は、芸境のきわみを「花」という言葉に託しました。舞台上の「花」もまた「われを忘れる」から咲くのです。

ただ、瞑想の立場からいいますと、そういう経験は、「生きる力」の一効果でしかありません。瞑想は特殊な目的に役立つだけに終わらないからです。「生きる力」は万人のだれもが欲するのであり、じっさい「生きる力」のない人生は空虚になってしまいます。まさに不安の感情にしてやられてしまいがちになる。

「生きる力」の要諦がエネルギー効果であることはわかった。「われを忘れる」ことがコツの鉱脈であることも納得がいった。しかし、「われを忘れる」ことはそうかんたんに体験できることなのか。格別に選ばれた人たちだけにゆるされた、エリートの特権ではないのか。そんな疑問がただちに浮かんできます。

宇宙は「ハ音」で呼吸する——これはアルタードが掲げるスローガンです。「ハ音」は人類共通の、母音以前の根元的な呼吸音なのです。だれでも息が切れれば「ハー、ハー」と息をととのえる。犬でさえやっていることとです。アルタードの瞑想法は、「ハ音」を独特の呼吸法に高めたので、万人が容易に「われを忘れる」ことに馴染めるようになったのです。先に「身の技法」といいましたが、アルタードにおいては「ハ音」という「息の技法」に収斂《しゅうれん》されます。「ハ音」の呼吸音とともに「生きる力」は高まる。「ハ音」の深まりとともに「不安」は「希望」に転ずるのです。

瞑想は生きる力を高める——もくじ

第二章 瞑想のとびらを開くヒント群

第三章 アルタードの瞑想法の「型」を学ぶ

第四章 呼吸の流れが変わると「生きる力」が高まる……133

第五章 エネルギーの力で眠っている能力が目覚める……175

瞑想法のおさらい

イラストレーション：柳澤正希

第一章

「生きる力」は「われを忘れる」学びから

底なし釣瓶で水を汲む

底なし釣瓶《つるべ》で水を汲む――この禅の言葉を耳にするとき、底のない釣瓶（桶《おけ》）でどうやって水を汲むことができるのか、できるはずがないではないか、というのが一般の反応だろうと思います。しかし、禅語のほとんどすべてがそうだといえますが、いたずらに逆説を弄しているのではありません。意味内容だけを考えれば不条理であり、私たちはたいていその意味につまずくのです。

とはいえ、一方ではなにかたいせつなことが語られている、と感じることもたしかなのです。ことの真実はやってみることではじめて見えてくる性格がある。この言葉は、実践体験を深めることでわかってきた、「生きる力」にかかわる真実を告げているのです。

まず、ここでいわれる「水」を、「生きる力」の一大源泉であるエネルギーと考えてみます。そうすると、尋常な手段では、とうてい「水を汲む」ことができない、という現実にぶつかります。

そこで立ちどまってみる。「水を汲みあげられない」のは、案外に人間が勝手に想像し、つくりあげた「底」がわざわいしているのではないか。じっさい、深いとか浅いとかのちがいがあるとはいえ、「底」があるかぎり、「水を汲みあげる」量はおのずから限られる。いわんや、エネルギーが生きることの総体に及ばないのであれば、「生きる力」を高めるなど、とうていできない相談なのです。

では、どうやったら「水を汲みあげる」ことができるのか、だれもがいちばん知りたいのは、その手だてではないでしょうか。現代人はおしなべて「生きる力」が決定的に不足していると感じながら生きている。それだけにその問いはなおさら切実なものになっている、といえるのです。

禅語に即していいますと、手ぶらで「水を汲む」とはいっておりません。「底なし釣瓶」で「生きる力」を汲みあげよといっているのです。つまり、「底なし釣瓶」はエネルギーを汲みあげるための、コツと型のことなのです。いくらなんでも型がなければ「水を汲む」ことはできません。その型を「釣瓶」といっているわけですが、禅のばあいは結跏趺坐《けっかふさ》ないし、半跏趺坐の坐禅となる。また、この本のテーマである、アルタードの瞑想法においては、「ハ音」ベースの息の技法となります。

どんな瞑想法であれ、ポイントになるのは「底を抜く」訓練なのです。「底」が「生きる力」を拡張することの、最大のネックになっているからです。私たちはふだん、いろんな「底」に制約されて生きています。「底」はほんらいからいえば幻想なのですが、私たちは「底」に呪縛されて不自由をかこち、生存をせまいところに追いやっているのです。

エネルギーは「底なし」(無限)である。瞑想もエネルギーの学びである以上、「底を抜く」ことが実践目標となる。人は「底を抜いた」程度において自由になり、「生きる力」をいかんなく発揮できるようになるのです。

悩みかたのコツをつかむ

「悩みは人を成長させる」と、よくいいますが、ほんとうだろうかとたいていの人は首をかしげるのではないでしょうか。世の中をつらつら見れば、ほとんどが悩みに押しつぶされ、悲しみの底に沈み、いっそう深い苦しみの境涯に追いやられているのが実情だからです。だから、悩みがただちに人の成長につながるなんて、およそありえないことなのです。

悩みが人を成長させるのではない。悩みをとおして「悩みかたのコツ」をつかみ、「生きる力」のようなものにした人だけが、成長の感触を掌中にする、といったほうがいいのです。「悩みかたのコツ」がある以上、悩みに成長のモメントが孕《はら》まれているのはまちがいないでしょう。といって、悩みから「悩みかた」がストレートにでてくるわけではない。両者は次元のちがう話なのです。

この世に盗みの種は尽きない、と啖呵を切ったのは、大盗賊の石川五右衛門ですが、種が尽きないのは、ひとり盗みばかりではありません。悩みの種もまた尽きることはないのです。この世から悩みの絶えることはない。人が生きるとは、悩みをかかえこんで生きることだ、といっても過言ではないのです。悩みはまさに人間の生存条件そのものなのです。

悩みは放っておいても襲いかかってくる。逃げたくても逃がれようのないのが悩みなのです。それでも逃げようとすると、逃げたぶんだけはずみがついて、余計に追いかけてくるのが悩みというものです。駝鳥は、逃げ足は速いが飛べない。天敵に出くわすと身をかわすのに、頭を砂の中に突っ込んで逃げたつもりになる。頭隠して尻隠さずと、笑い話にもなっていますが、私たちはみな、どこかで駝鳥と同じふるまいに及んでいるのはないでしょうか。

たとえば、タチのわるい占い師や霊能者に「先祖の祟り」やら、「悪霊が憑いている」やら、「方角がよくない」などと恫喝されて、多額の金銭を巻きあげられる人も、駝鳥にとっての「砂の中」とウリふたつに思えます。こういう「砂の中」にもぐりこんだ人びとは、「悩みかたのコツ」から最も遠い人といわなければなりません。

こういうわけで、「悩みかたのコツ」のほうは、こと改まって学ばなければならない、人生上の課題なのです。じっさい、「悩みかたのコツ」をおぼえないかぎり、悩みはいたずらに跳梁し、いよいよ猛威をふるうのです。

お釈迦さんは、この世を「生《しょう》・老・病・死」の四苦ととらえましたが、同時にそこからの解放のみちすじもきっちり与えていたのです。「四諦《したい》」(四つの真実)の教えがそれですが、「苦諦」を説く一方では、「悩みかたのコツ」も提示したのです。お釈迦さんは瞑想テクネーの大先達であり、瞑想力の深まりが「悩みかたのコツ」を身につける、最良の方向であることを説き明かしたのです。

それにしても、悩みはどこから生まれるのでしょうか。なぜ、人間だけが悩みにとり憑かれ、苦しみに呻吟しなければならないのでしょうか。これは人類の避けてとおれない疑問といえるかと思います。

瞑想の立場からいえば、宇宙万物をつらぬく一《いっ》なるエネルギーの流れと、一人ひとりの生きた流れとの「ズレ」が悩みを生み、人を苦しみに追いたてるのです。各人各様の生存の流れが、大いなるエネルギーの流れに抵触し、その流れから逸《そ》れる。めいめいの流れが、根元的エネルギーの働きを阻害する。ブロックする。その齟齬《そご》が悩みの正体なのです。

悩む事柄、苦しみから逃げたいという事象が、それぞれみな異なるのは、これまで生きてきた軌跡がまったくちがうからです。親子でさえ、その様相は微妙に相違する。親子の、エネルギーからの逸れかたは似ているようで、むしろ似ていないウェートのほうが大きいのです。

また、誤解されやすい点をいえば、悩みにはじつは大小がないのです。苦しみにのたうちまわる人にとっては、悩んでいる事柄が大きく見えるのは、ある意味ではあたりまえのように思える。しかし、それは悩んでいる人が、悩んでいる事柄に完全に占領されてしまっているからです。

ここで瞑想の学びによる、エネルギー水準という考えかたの有効性が出てきます。悩みが大きいのはエネルギー水準が低いのであり、その人のエネルギー水準が高まり、「悩みかたのコツ」が身につくと、その程度において悩みの大きさは小さくなる。エネルギー水準と悩みの大小は逆比例するのです。そして、「悩みかたのコツ」は「生きる力」のバロメーターになるのです。

「至福は徳の報酬ではなく徳そのものである」(スピノザ)。徳はもともと「勢ひ」「息競《ほ》ひ」がほんらいの意味であり、エネルギーにかかわる言葉なのです。モラル(道徳)の領域とは関係がないのです。徳あるいは「勢ひ」はまさに、大いなるエネルギーを身心に喚びこんだ悦びの声であり、生きるリズムそのものなのです。それは、そのまま「生きる力」を高め、「悩みかたのコツ」をつかんだ人の、至福感にほかならないのです。

人生は脳を超えて

短気な性格をなおしたいと思っていても、融通のきかない部下の態度が目に余ってつい怒鳴り散らしてしまった。いい企画が思い浮かんだのに、会議の厳粛な雰囲気に呑まれ、上手にプレゼンテーションができなかった。

このように頭のなかでは、こうしよう、ああしたほうがいいとわかっていても、じっさいの行動や心の動きは思うとおりにならないという経験は、だれにでもよくあるのではないでしょうか。

これは、脳の力ではどうにもならない問題が、世のなかにはたくさんあるということです。現代人はとかく、脳の力を過大に評価しがちですが、脳は身体の一部であり、身体は脳の奴隷なんかではありません。いわんや、心となると、かんじんなことになればなるほど、脳のコントロールは遠くおよばないのです。

身体と心は、脳という器官のはたらきに還元されない。独立した固有の潜在力を内包する身体と心が、それぞれの力を独自に引きだして、脳ははじめて健全にはたらくのです。逆に、脳ばかりに依拠せざるをえないのは、身体と心の潜在力がまったく眠りこけている証左といえます。

頭だけで考えている状態のときは、得てしてなにをやってもうまくいきません。意識が強くはたらいているときというのは、心も体も緊張してこわばっている状態にありますから、思いどおりに動くことができないのです。

頭で考えるということは脳で考えるということですが、脳というのはエネルギーの生産器官ではなく、じつはエネルギーを消費する器官なのです。つまり、ああだこうだと考えたり、思いわずらったりしているときというのは、脳のエネルギーが乏しくなっている状態です。すると乏しくなった脳のエネルギーを、こんどは身体からおぎなおうとします。その結果、肩こりや腰痛、あるいはストレス性の胃潰瘍といった不調に悩まされるのです。

人は、ストレスや身体の不調、さらには人間関係がうまくいかないといった問題さえも、ほとんどのばあい、頭（脳）だけで解決しようとします。これでは、いっそう心身のバランスが崩れ、さらなるストレスをためこむばかりです。

こうした心身の不調に対しては、「心のもちかたを変えなさい」とよくいわれるのですが、「心のもちかた」がかんたんに変えられるようなら、だれも悩むことはありません。自分の意のままにならないのが心なのです。

「生きる力」の源泉はエネルギー

よりよい人生をおくるためにはどうすればいいでしょうか。それは、だれもが持っている「生きる力」を、いかにうまく高めるかということではないか。その一大源泉である「エネルギー」は無限ともいえるものですが、こうしたエネルギーを私たちだれもが潜在させているということじたい、知らない人が多いのです。

「心を変える」「いきいきと生きる」といっても、脳（意識）だけで考えているかぎりは思いのままにはなりません。しかし、「生きる力」のエネルギーをうまく引きだせば、人生上の諸問題はまったくちがう展開をみるのです。

スポーツの世界を例にとりましょう。優れた監督やコーチは、「よく射るものは当たらず」ということを口にします。これは弓で矢を射るときに、的に当てようと意識すればするほど、余分な力がはいって、かえってはずしてしまうという意味です。いい結果を残そうと躍起になっている選手に、「もっと肩の力を抜け」と指導すれば、選手のほうに余計な緊張を与えてしまい、逆効果になる。

優れたリーダーというのは、アドバイスするにしても「力を抜け」とはいわずに、たとえば「今夜、試合が終わったら飲みに行こう」などと、まったく関係のない言葉で選手の緊張を和らげようとするものです。いま置かれているシビアな状況を意識させないことで、選手は目前のプレッシャーから解放されます。よけいな力もはいらないので、本来の力が発揮できるというわけです。

意識（脳）と無意識とは、おたがいに拮抗状態にあります。意識すればするほど心や身体は緊張し、反対に、無意識になればなるほどリラックスできるのです。

学校の試験で、最初に正しい答えが第一感でパッとひらめいたのに、問題を読んでいるうちに頭であれこれ考えすぎてしまい、ちがう答えに変えてしまったために間違ってしまった。「なおさなければよかった」と後悔した経験はありませんか。

これはあくまでも一例ですが、結果がどうであれ、下した決断や判断の失敗を素直に受けとめられるのならまだ救いはあります。しかし深く悔いを残すのであれば、これほど無念なことはありません。こうしたケースを解消していくためには、「生きる力」のエネルギーを上手に引きだし、心身のバランスをうまく保つことが必要となります。

重大な局面のときこそ、力を抜く。そのほうが、想像以上の結果を得られるものです。頭で考えてものごとを打開しようとしているうちは「生きる力」のエネルギーが抑えられ、心と身体のバランスをうまく保つことはできません。「生きる力」をうまく活用することは、よりよい人生をおくる第一歩といえるでしょう。

心は「変える」ものではなく「変わる」もの

ほとんどの人は、なにかを成しとげようとするとき、意志の力で心を変えようとします。意志の力で心を変えられると信じてしまっている。じつは、心を変えるというのは難行苦行をともなうことで、修行して身につけることができる類のものではありません。心は意志の力で「変えられる」と思いがちですが、むしろ逆なのです。意志の力で変えようとすればするほど、心身のバランスはわるくなる。

まずは、心は「変える」ものではなく「変わる」ものだということを、よく理解してください。

心身のバランスがいったん崩れてしまうと、いらいらしてストレスがたまり、体調も崩れやすくなってしまいます。この心身のアンバランスを是正し、高度のバランスを保持するのが、これからのべていくアルタードの瞑想法の大きな目的のひとつです。

少々むずかしい話になりますが、瞑想については、天台大師の『摩訶止観』と『天台小止観』が有名で、これらは瞑想の指南書とも呼ばれてきました。とくに後者の『天台小止観』は広く読まれ、かの紫式部も愛読したといわれています。

このなかで智顗《ちぎ》大師は、止観（瞑想）とは「麁《そ》より細に入る」ことだといいます。「麁」は「粗」と同じで「粗い」という意味があります。いいかえれば、身体が緊張し、心はこわばっている状態ともいえます。つまり、「麁」の状態では、どんなにがんばって状況を変えようとしても限界があるということです。「神は細部に棲みたまう」という言葉がありますが、神をエネルギーと考えれば、「細」はまさに高いエネルギーに充たされた状態といっていいのです。

私たち現代人の自我は、外界や社会生活をこなすほうに全精力を使います。そのために「生きる力」とのつきあいが、いまひとつうまくできないのです。「頭の力」にしばられ、「心の力」のすごさを知らないといいかえてもいいでしょう。ストレスやいらいら、身体の不調など、さまざまな障害にしてやられるのは、「心の力」を使っていないからといっても過言ではないのです。

問題一つひとつを解消していくためにも、「生きる力」のエネルギーを汲みあげる方法を覚えて欲しいのです。瞑想とはなにも特別な行為ではなく、私たちが生きている日常に役立てることができるもの、よりよく生きるための手段になりうるものだと思ってください。

第四の意識状態がエネルギー水準を高める

瞑想は、心身にすばらしいさまざまなエネルギー効果をもたらします。瞑想中は心身がリラックスして快い状態を味わうことができるでしょう。いらいらやストレス解消は当然のこと、自然治癒力が高まり、ちょっとした身体の不調をかかえていた人は、健康をとりもどすことができるはずです。

瞑想をすると、なぜ、そうした効果があらわれるのか疑問を持つ人もいるかもしれません。その答えのひとつとして、瞑想中はたいへん特異な意識状態になるということをあげておきましょう。

私たちが日常体験している意識状態は、つぎに挙げる三つのうちのどれかです。

第一に覚醒状態。つまり起きている状態のことです。意識のレベルがあがっていて、自我が働く状態です。このとき、私たちの筋肉は緊張し、自我の統制下ですべてが外界と社会生活のために活動しています。

第二は眠っている状態。意識のレベルはゼロに近くなっています。自我の統制というタガがはずされ、脳が眠っているか、もしくは筋肉が弛緩して休息している状態です。

第三は夢を見ている状態です。よく知られているように、睡眠にはノンレム睡眠とレム睡眠とがあり、レム睡眠のときには筋肉は弛緩していますが、脳は活動しています。夢はほとんどのばあい、レム睡眠のときに見るといわれています。夢のなかでは現実にはありえないようなことが起きたり、不気味なイメージが出てきたりします。脳は活動しているのに、自我という統制がはたらかないので、いろいろなイメージが勝手にでてくるのです。

ふつうはこのうちのいずれかの状態にあるわけですが、じつは、そのどれにも属さない状態、いわば第四の意識状態というものがあるのです。あとで詳しく説明しますが、意識水準が下がっていて、かつ睡眠中でもない状態です。いいかえれば、意識レベルが下がるぶん、無意識の部分が浮上してきて、「生きる力」を汲みあげられる状態のことをいいます。

すでに日が暮れて、あたりはそろそろ暗くなりつつあるが、目を凝らせば、まだ景色がなんとなく見える。このように、暗くもなく、かといって明るくもない夕方の時間帯を「たそがれ」といいます。「あそこにいるのはだれだろう」という意味の「誰そ彼」が「たそがれ」だそうですが、第四の意識状態はこの「たそがれ」によく似ています。

というのも、人間は「たそがれ」の刻限になると不思議と自我のこわばりがとれ、無意識のはたらきに身をゆだねやすくなり、暗示にもかかりやすくなるのです。いわば「夢うつつ」に近い状態になるわけです。

瞑想も「たそがれ」とよく似た心身の領域といってもよく、起きているのでもなく眠っているのでもない、かといって夢を見ているのでもない、いわば心身の変容状態といってもいいでしょう。こうした心身の変容状態を招来するのが瞑想です。私たちの「生きる力」の源は、根元的エネルギーにあります。このエネルギーは、ふだんは意識によって抑えこまれていますが、そのエネルギー水準を高めることによって心身にエネルギーを満たすことができるようになるのです。

修行によって、体を酷使して意識水準を下げる

瞑想とは第四の意識状態にはいるということですが、けっしてむずかしいことではありません。起きているのでもなければ眠っているのでもなく、夢を見ているのでもない状態をつくればいいわけです。高水準のエネルギーに満ちた状態にはいっていくのですから、それだけの準備は必要です。しかし、私の提唱しているアルタードの瞑想法では、一般に知られているような修行の厳しさはまったくありません。

一般的な瞑想法の話も少ししておきましょう。瞑想法にもいろいろな種類があり、ここ数年、女性に人気のヨーガも瞑想といっていいでしょう。そのなかでも坐禅は、瞑想状態にはいるための最短の型であると思われがちです。私もさんざん経験してきましたが、まず長時間坐禅を組むのは七転八倒するほどの痛みをともないます。はじめのうちは、姿勢を保つだけでもたいへんです。

慣れてしまえばなんともないのですが、そこに到達するまでには何年もかかるので、効果はあるけれども相当に厳しい修行を積まなければなりません。山中の坐禅専門の道場では、眠るときも、それこそせんべい蒲団にくるまって寝るような状態です。坐禅で心身ともくたくたになったあとも、気持ちよく眠れません。疲れ切っているのに眠れないのは、このうえなくつらいことです。しかし、そう

したつらい修行を経てはじめて、瞑想状態にはいれるようになるのです。

このように厳しい修行を課すのは、一つには心身とも極度に疲労させるためでもあります。疲労困憊したり極度の睡眠不足になったりすると、自我の統制能力がゆるみ、意識水準が低下します。ばあいによっては、幻覚や妄想にさいなまれることもあるでしょう。いわゆる神秘的な体験というのは、たいていこの「第四の意識状態」のときに起こるのです。

このように、一般的な瞑想法の修行は、身体を酷使して第四の意識状態に自分を追い込んでいくわけですが、私の提唱するアルタードの瞑想法はそんな大げさなものではなく、だれにでもかんたんにできるものです。その具体的な方法については次の章で詳しく説明します。起きているわけでもなく、眠っているわけでもない、夢でもなければ幻覚でもない状態を招来するというのは、いってみれば、自分を純粋化してしまうこと。ひるがえっていえば、大きい根元的エネルギーのなかに溶けこんで心も身体もなくしてしまうということです。じつは、たいていの人はなんらかの形で、それに近い意識状態を体験しています。

じつはだれもが経験している瞑想状態

第四の意識状態になるためには、脳が一時休息する、あるいは自我の統制が一時ゆるむということが条件になりますが、たとえば「ランナーズ・ハイ」なども一種の瞑想状態といえるでしょう。「ランナーズ・ハイ」というのは、ランニングをしている人が、はじめは走るのがつらくても、そのうちだんだんと走るのが快感に変わってくる状態をいいます。「この先何キロでも走れる」という一種の陶酔感に満たされ、疲労感も感じない、まことに心地よい状態です。これは明らかに瞑想状態にはいっているわけで、疲労を感じないというのは、ふだん以上の力が出ているということなのです。

私は大学を卒業して数年間、いまでいうフリーターのような生活をしていた時期があります。その間いろいろなアルバイトをしましたが、そのなかで思い出に残っているのが、地下鉄工事の穴掘り作業でした。穴掘りというのはシャベルで穴を掘るわけですから重労働です。私もはじめの数日間は、あまりのつらさに「すぐやめよう」と思っていたほどです。

ところが、何日かつづけているうちに、それが楽しくなってきたのです。つらい穴掘りにリズムがついて、自動的に手足が動くようになりました。まるで自分が大地の一部になっているような感覚すら生じてきたのを覚えています。穴を掘っているのか、大地に身をまかせているのか……。自分が大地にとけて、消えてしまったような感覚でした。

疲れなどまったく感じなくなりました。それどころか、風にあたると細胞までしみわたるような爽快感があるのです。いまにして思えば、疲労をまったく感じないというのは意識レベルが下がっているためで、このときの私は、一種の瞑想状態にあったといえるでしょう。

こうしたことからも、第四の意識レベルになることはけっして特殊な行為ではないということがおわかりいただけるでしょう。厳しい修行がなくとも、第四の意識状態にだれでもはいっていけるのです。

アルタードの瞑想法では、わざわざ疲労困憊するような鍛錬など必要としません。ちょっとしたコツをつかめば、かんたんに意識レベルを下げ、根元的エネルギーと融合することができるのです。呼吸の流れから、直にエネルギーを汲みあげる蛇口をつくるわけです。自分の深いところに「エネルギー」という大きな流れがある。それを汲みあげるためにちょっと蛇口をひねるのが瞑想で、つらいことをしてわざわざ流れのあるところまで汲みにいく必要はないのです。

「落ちる」は快感をあらわす言葉

瞑想とは、とても心地よく、気持ちのいいものです。それは、意識が第四の意識レベルに落ちていくときの浮遊感がもたらすのです。たとえばスキーでも、あたり一面真っ白ななかで山の上から一気に滑り下りるときの快感はたまらないものです。

スキーのように、高いところから低いところに落ちるときの快感というのは、重力のなかに落ちていくのと似ています。スキーのジャンプ台にしても、一見踏み切りのところが上がっているように見えますが、じつは下向きになっており、まさしく〝落ちて〟いくのです。このところ人気があるバンジージャンプなどもまったく同じ理屈です。

滝では「落下の美」ということがいわれます。だれかを愛することを「恋に落ちる」といいます。快感があるからこそ、道ならぬことがわかっていても落ちてしまうわけです。「語るに落ちる」のもそうです。ほんとうのことを口に出す快感に負けてついついしゃべってしまう。道元禅師は悟りの境地を「身心脱落」といっていますが、まさにこれは身心の奥底から「腑に落ちた」のです。

私たちが見る根源的な夢というのは落ちる夢です。重力とひとつになれば、落ちることも上がることも同じになります。日本語の古語には「をつ」あるいは「をち」という言葉がありますが、この「をつ」には「よみがえる」とか「息を吹きかえす」、「ふたたび活力が出てくる」といった意味があり、これも落下の快感につうじる言葉です。

「落ちる」というのは重力と一体になるということです。重力に逆らおうとすると余計な力が働きます。しかし、重力と一体になる、つまり重力に身をまかせて溶けこんでしまうと、それは強い快感になり、たいへん気持ちのいい状態になるのです。反対にいえば、重力と一体になるということは無重力状態になるということでもあります。そして、それはそのまま瞑想状態であるといえるのです。

あるスキーヤーは、ジャンプ台から飛びおり、空気と空気の層にはさまれ、自分が最高に気持ちのいい状態になったときにいい記録が出る、ということをいっていましたが、これは明らかに第四の意識状態にはいっていたためです。つまり、どこにも余分な力がはいっていない理想的なフォームになれば、すばらしい記録が出る、ということです。第四の意識状態にはいると、身体の力が抜け、リラックスした状態になることができるのです。

電車のなかでもできる瞑想法

結果としてではなく、技法としてその状態をつくりだすのが瞑想ですが、慣れれば「いつでも」「どこでも」、たとえば、通勤電車のなかでも瞑想できるようになります。

アルタードの瞑想法のばあい、エネルギーの純粋状態をつくるために最低限必要なことしか要求されません。エッセンスだけに絞っているので、特別な修行などをしなくても日常生活のなかにかんたんにとりいれることができます。

ふつう、通勤電車のなかなどは雑念やストレスだらけです。スシづめで、人に押されたりしても、じっとがまんして苦痛に耐えなければなりません。ギューギューで本も読めないのでしかたなく目を閉じると、すぐに今日の仕事の予定や会議のことなどが浮かんでくる。こんな状況のなかで第四の意識状態になれといっても、無理な話だと、ふつうは思うでしょう。

しかし、具体的な方法については三章で詳しくご紹介しますが、練習さえすれば、そうした雑念やストレスを逆手にとって第四の意識状態にはいることができるようになれるのです。

重力のもとで無重力を生む

瞑想は、意識水準の低下が絶対の条件になるといってきましたが、ここでいう「低下」とは「落ちること」とも、「無重力に近づくこと」ともいいかえることができます。これは、たいへん重要なポイントになるので、もうすこしくわしくお話ししていきましょう。

ふだんは感じませんが、よく知られているように、地球上では私たちはつねに1Gの重力を受けています。この地上では、人類だけが直立二足歩行をしているわけですが、これは重力に抗して立ち上がっている生存のスタイルなのです。

たいていの宇宙飛行士は、宇宙に出ると、この重力が軽くなるため、最初の日は「宇宙酔い」で嘔吐し、二、三日もすると、今度は背丈が三、四センチも伸び、腰痛、背筋痛に悩まされるといいます。このように、宇宙飛行士は、重力の変容を如実に体験するわけですが、これはたんに肉体上のことにとどまらず、心のほうも、ばあいによっては人生観の変わるような体験をすることがあります。いいかえれば、重力と心身の変容には深いつながりがあり、瞑想の技法もまた、どうすれば重力のもとで無重力を生むか、という創意工夫なのです。

私は高校生のとき、自転車に乗っていたところ、猛スピードで二トントラックが突っ込んできて、気がついたら六、七メートル先の路上へ投げ飛ばされていた、という経験をしました。事故は、もちろんわずか数秒のできごとでしたが、場面はまるで映画のスローモーションのように展開し、細部にいたるまで一部始終を、上のほうから見ていたのです。このとき、私の意識は肉体から抜け出ていたわけですが、危機的な状況や臨死体験ではこういったことが起こり得ます。

自我の統制が超瞬間のうちに緩み、肉体をおいてきぼりにして逃れようとした、といっていいでしょう。私の交通事故も、心にかんする一つの無重力体験だったのだと思います。

強度のノイローゼに悩む人は、いわゆる〝幽体離脱〟を体験することがあります。心理学者の岸田秀さんも、若いころにこの体験をしたと語っています。自我よりも強いエネルギーをもつ意識下のコンプレックスが浮上し、その無意識が自我にとって代わってすべてを統制するので、自我はその行き場を失い、無意識のやることをなすすべもなく、ほうけて見ているほかなくなってしまうからです。こういうことは、状況しだいでだれにでも起こりうることなのです。

思いがけない力を発揮する瞬間がある

アインシュタイン以来、物理学では座標軸のとりようで、時空はいかようにも変化し、光速に近づくほど時間はスローになるといいます。

光速とまではいかなくても、高速で回るコマやヘリコプターの翼は止まって見えるなど、超高速はほとんど絶対の静止なのです。坐禅もはたから見ると静止して見えますが、それは外界に対して静止しているだけであり、心のほうはその奥へ向かって超高速で回転しているのです。

スペースシャトルも時速二八〇〇〇キロメートル（第1宇宙速度）のスピードで慣性運動します。地表から三〇〇キロメートルの高度にすぎないのに、宇宙船内が無重力になるのはこの速度のためなのです。宇宙飛行士はこういう物理的な条件の下で作業するのですが、そのときの脳はとてつもなくハイとなり、レム睡眠（おもに夢を見る）も、地上の1Gという重力のときに比べると、五倍もグレードアップするといいます。

こうなると本人は気がつかないのですが、ほとんど瞑想状態です。とりわけ、月面は地上の6分の1Gという重力なので、そこに降り立った宇宙飛行士はときに〝神がかり〟になるのです。

加速がつくと、慣性力と重力がお互いの力をそれぞれ相殺しあい、無重力となるのですが、人間の能力は無重力で最大の力が引き出されます。創造的なエネルギーが活気を呈するのは、無重力においてなのです。こういう意味で、瞑想は意識水準の「落ちること」が条件になるといったのです。

選手時代、赤バットで〝打撃の神様〟とまでいわれた、元巨人軍の川上哲治さんは、「球が止まって見える」とその極意を語っています。これは、川上さんの心が重力から解放されて、時速一四〇キロのスピードで投げられた球と一体になった、という話です。スポーツや武道は、その技術体系をとおして、ニーチェのいう「重力の魔」からの解放を追求するものですが、いわゆる技術だけでは重力に押しつぶされてしまうのです。

しかし、重力を突き抜けた人がほとんど似たことをいうのは、じつは同じ瞑想体験だからです。F1のセナは「私は神を見た」といったし、カール・ルイスは一〇〇メートルで世界新記録を出したとき、走っているあいだ「私は光に包まれていた」といいました。川上さんはそれを「球が止まって見えた」といったのです。瞑想とは、このように特異な無重力体験のことなのです。

イメージは根元的エネルギーからのメッセージ

私のところにくる人から、「なぜイメージを浮かべたり、音楽を聴いたりする瞑想をしないのですか」という質問を受けることがあります。そこで、私はほぼ次のように答えることをつねとしています。

まず、イメージ瞑想というのは皆さんが思っている以上にむずかしいということ。さらに瞑想は生きることのすべてにかかわるものですから、すべてのイメージを浮かべることじたい不可能だと思っているということ。

ここが肝腎な点ですが、イメージは無理に思い浮かべるものではなく、浮かんでくるものだと私は思っています。浮かんでくるイメージは、その人の流れにとって一つの必然性があり、無意識からのメッセージを受けているということなのです。だから、私のところでは、浮かんでくるイメージはその人の人格バランスの根底にかかわるので、とても尊重しています。

本書の最初で述べたとおり、人は「なにかをしよう」と強く思うと、身体が緊張していうことがきかなくなってしまいます。

イメージも、イメージしようと思えば思うほど、そちらにばかり気がいってしまい、瞑想どころではなくなってしまうのです。そういった本末転倒をなくすためにも、イメージが浮かんだときには無意識からのメッセージとして受けとるように指導しているのです。

いままでの瞑想法の弱点

いままでの瞑想には、長所とともにさまざまな問題も抱えていました。

たとえば坐禅となると、むずかしすぎて一部の人しかマスターできないきらいがありました。本来のヨーガはたいへん複雑で、アクロバットのようなポーズをしなければなりません。また能力開発などで見かける瞑想では、イメージを無理やりたたきこんで、心身のバランスを歪める恐れがありました。

一般の瞑想法の欠けている点をまとめてみると、

1. 複雑でむずかしすぎる
2. 習得までに時間がかかる
3. 危険すぎる
4. 効果が一面的になりやすい
5. 方向性が偏りがち
6. 社会性がなく、日常生活との接点が見いだしにくい

など、多くの問題があります。

長年、さまざまな厳しい修行をしてきた私は、瞑想につきまとうこれらの問題を、なんとか解決できないものかと思っていました。そこで、独自に開発したのがアルタードの瞑想法です。

アルタードの瞑想法は、けっしてむずかしい方法ではありませんし、また、荒行のように厳しい修行に耐える必要もありません。坐禅は習得までにかなりの年月がかかりますが、アルタードの瞑想法なら一日わずか三〇分ほどの練習を三ヵ月ほど続ければ、基本をマスターすることができます。それ

に電車、会議室など、いつでもどこでも練習できるので、社会生活から隔絶される恐れもありません。心の深層からエネルギーを吸収するので、生きることの総体に効果が及ぶ。効果だけでなく、危険を避ける方法もちゃんと確立されています。姿勢と呼吸が体系づけられていない瞑想法こそ、危険を避けるすべがない、危ない瞑想法なのです。

さらに苦痛をともなうようなむずかしい「型」など必要ありませんから、初心者の方でも、安心してできるのです。

全身をエネルギーがかけめぐる

瞑想の境地にいたる方法は世界各地に伝わっていますが、とりわけ日本人は瞑想にたいして古来より鋭い〝感性〟を持っていたようです。

皆さんは「ちはやぶる」という言葉を聞いたことがありますか。

これは「神」や「うぢ」などにかかる枕詞で、漢字では「千早振る」と書きます。この言葉などは日本人の独特な宇宙観があらわれた、まさに〝瞑想的な〟言葉といえます。

まず、ちはやぶるの「ち」ですが、おろち（蛇）、いかづち（雷）、ちから（力）、だいち（大地）、ち（血）というように、人知を超越した〝霊〟のニュアンスが強い言葉です。同時にこち（東風）というように、「風」をも意味します。

次に、ちはやぶるの「はや」。これは「速い」という意味で、「神速」ともいえるすさまじい速さを意味します。

最後に、ちはやぶるの「ぶる」。これは「たまふり」などの「振り」のことで、バイブレーションを意味します。ちなみに「たまふり」とは神道系の瞑想法の一種で、「たましずめ」と同じく、魂を身体に鎮めとどめる斎事のことです。

要するに「ちはやぶる」とは、強いエネルギーがひじょうに速いスピードで全身をかけめぐることを表現しているのです。アルタードの瞑想法で呼吸すると、これとまったく同じ感覚を体験できるでしょう。

呼吸法に慣れてくると身体がグルグルと動き始め、強烈なエネルギーの渦が体中にわきあがる感覚を体験します。いままでの瞑想法では、こうした経験をするために身体に苦痛を与えたり、高度な坐禅の技術を身につけたりしなければなりませんでした。じっさい、修行で極度の睡眠不足や断食を経験したり、単調な読経が続いたりすると、いろいろと不思議な体験が起こることが報告されています。

断食をすると、一週間も過ぎたころから目の前に亡くなった人が現れたり、だれかに押されたりしたような気がして昏倒することもあります。キリストが四十日の断食後、悪魔に対面したことは、聖書を読んだ人にはお馴染みのことと思います。

このように日本では、あれこれ頭で考えるまえに、肉体にさまざまな試練を課すことで意識を変容させようという「行」の伝統が生き続けてきました。この伝統は、スポーツや武道にも息づいていました。

その好例が野球の「千本ノック」です。最近は非科学的な練習方法だと否定されることが多く、すっかり聞かなくなりました。一人に徹底的にボールをノックするトレーニングで、ひと昔まえの日本のプロ野球ではふつうの練習法でした。いかにも古くさくて、根性を試すというありがちな精神論と結びついて非合理的にも思えますが、一流の指導者は下半身を徹底的に疲れさせて肉体を極限状態に追いこみ、人間の無意識の力を引き出すという目的を持っていました。じつは、いわゆる「根性論」などとはかかわりのないことなのです。

意識をもうろうとさせるまで肉体を疲れさせてはじめて、人間は技術的に飛躍するチャンスが増していきます。この考え方は、荒行や瞑想に大変よく似ているでしょう。

しかし、これらの修行は格別の身体能力が要求される。行者も命がけです。心身ともにたいへんな苦痛を味わううえに、時には命の危険にさらされることもあるのです。

たとえていえば、これらの修行はダイヤモンドです。尊くて素晴らしいものではありますが、まさに〝高嶺の花〟。とても万人向けの方法とはいえません。

アルタード瞑想法の三大効果

私たちはいまの時代にかなった瞑想法を行なう必要があります。それもいままでの瞑想法と同じか、それ以上の効果を得られるものでなければなりません。そんな思いから、私が発見し名づけた瞑想法が「アルタード・テクネー」です。とはいっても、耳になじみがないでしょうから、ここでは「アルタードの瞑想法」と統一して呼んでいきます。

もちろん、やりかたもいたってかんたんです。詳しいことは後でお話ししますが、たった一つのことができればいいのです。それは「ハ音」の呼吸、つまり「ハーッ」という音とともに、四〇秒くらいを目安に、息を長く吐き続けることです。呼吸の練習は、会社の休み時間、電車のなかなど、どこでもできます。最初の一ヵ月ぐらいは五分から一〇分ぐらいを目安に練習すればじゅうぶんです。三ヵ月も経過したら、一日にトータルで二〇分程度練習すればいいというかんたんなものなので、三日坊主の人でも無理なく続けられます。

アルタードの瞑想法のやりかたは、「ハ音」の呼吸音をベースとする、ひじょうにシンプルなものです。しかし、そのエネルギー効果については、やる人の満足がいくだけのことはあると自負しています。

そうでなければ、この多忙をきわめる現代人にとって、わざわざ手間ひまかけてやる意味がなくなってしまいます。たいせつなのは人生上、社会生活上において、どんな効果を生むのかが、瞑想の技法の優劣を決める基準とすることなのです。

この点については、いままでのべてきたことからも明らかだと思いますが、ここでいちど、その効果について整理しておきます。私は「アルタードの三大効果」といっていますが、それは次のとおりです。

1. 健康効果（活力）
2. 対人効果（共感力）
3. 能力効果（直観力）

こういえば、アルタードの瞑想法のねらいが、たんなる一面的な効果ではなく、人生の総合的な効果にねらいをさだめたものだ、ということがおわかりでしょう。

1の「健康効果」は、身体の不調が治ったり、自己治癒力が高まったりすることです。

これは別にアルタードの瞑想法でなくても得られるものですが、「元気」は生きることの基礎ですから、この効果がなければお話になりません。

2の「対人効果」は、文字どおり対人関係がうまくいくようになることです。これは瞑想の結果、共感能力の高まりとともに、自我と無意識の人格バランスが深くととのうことで発揮されます。

3の「能力効果」はおもに直観力をやしない、情報と知識を包む能力といえるものですから、現実には気づきのはたらきとしてあらわれるといえます。

アルタードの瞑想法は、この三つの効果をいっぺんに得られる、忙しい現代を生きる人びとには最適の瞑想法だといえるのです。

では、そのやりかたを、次の章から具体的に説明していきましょう。

第二章

瞑想のとびらを開くヒント群

瞑想を始めるまえに

瞑想を生活習慣にとりいれたいと思ってはいるけれども、なかなか最初の一歩が踏みだせずに、躊躇している人が少なくありません。このような人たちに話を聞いてみると、いろいろ考えすぎているきらいがあります。

「瞑想をやれる根気が自分にはあるのだろうか」とか「瞑想を行なうことで逆に神経がおかしくなってしまわないだろうか」、あるいは「服装や場所、時間など決まりごとが多そうだ」といったふうに、瞑想にはたいへんな労力がいるという誤解によって、実践するのをためらっているばあいが多いのです。

アルタードの瞑想法では、姿勢と呼吸ができるようになれば、細かい制約はまったくありません。服装や場所、周囲に人がいるかどうかにかかわりなく、瞑想ができるようになります。あまりあれこれと考えすぎると、いつまでたっても現代社会において最高の習慣ともいえる瞑想が始められません。まずは、挑戦してみてはいかがでしょうか。

とはいえ、よりよい瞑想を行なうためには、いくつかの注意点があります。すべて苦痛をともなうものではありません。

《瞑想を始めるまえの注意点①》瞑想は、〝空腹〟のときに行なう

満腹のときよりも、食事をとるまえの空腹なときのほうが瞑想状態にはいりやすくなります。お腹いっぱい食べたあとは胃に血液が多くまわって、頭がボンヤリして眠くなったり、身体が重くなったりします。このような状態では瞑想の効き目も、残念ながらやや薄れてしまいます。

現代人はただでさえ、ストレスというやっかいなものを抱えています。さしせまったストレスがあると、緊張して筋肉がこわばり、なかなか瞑想状態にはいりにくくなります。そのうえ胃に食べ物という〝障害物〟があれば、瞑想をしてもエネルギーを引きだしにくくなり、効果も半減してしまうのです。

また、胃に食べ物があると、呼吸が荒くなります。私たちは瞑想をしているさいには、ふだんとまったく異なる深い呼吸をしています。食事をしたあと急に走ると脇腹が痛くなりますが、瞑想中にも同様な症状が出るのです。瞑想をするときには、空腹の状態のほうがいいわけです。

また、瞑想を始めるまえの一時間くらいはコーヒーや紅茶、烏龍茶なども飲まないほうがいいでしょう。カフェインという物質が含まれている飲み物は避けたほうが無難です。カフェインはコーヒーの実などに含まれるアルカロイドの一種で、たとえ少量でも神経を興奮させる〝覚醒作用〟がありま

す。試験勉強のときなどに、眠気覚ましにコーヒーを飲むのは、カフェインの作用で神経が高ぶり、目がさえてくることを、利用しているためです。

しかし、瞑想とは心の奥にはいりこみ、自分のなかに眠っている力を引き出すことですから、瞑想をするまえにこうした〝間接的な手段〟を使って脳になんらかの影響を与えると〝素のまま〟のエネルギーを保ちにくくなるのです。ですから、瞑想のまえにはなるべく刺激物をとらないようにして、〝ピュアなエネルギー〟を保つことがたいせつです。もちろん瞑想の半日まえくらいは、アルコールもとらないほうがいいということも付け加えておきます。

瞑想が終わったあとなら、コーヒーを飲んでもいっこうにかまいません。瞑想が終わったあとは、いつもよりもお酒に強くなる傾向があるのです。これは瞑想によって大きなエネルギーを得たために、アルコールに対する分解酵素が増すからだと思います。だからくれぐれも〝お楽しみ〟は、瞑想のあとにとっておくようにしてください。

《瞑想を始めるまえの注意点②》ルーズな服装でリラックスする

瞑想をするときの服装は基本的には自由で、規制もありません。ただし、深い呼吸をするので、ウエストをしめつけるようなピッタリとした服は避けたほうが無難です。ルーズフィットの動きやすいもので、ゴワゴワしない柔らかい素材のもの。ふだん家にいるときに着ている、リラックスできるものがいいでしょう。特別なものを買い足す必要はまったくありません。

おすすめはトレーニングウェアです。私のセミナーに通う人たちも、たいていラフなTシャツやスポーツウェアを着ています。それも色とりどりのカラフルなもので、同じ色やデザインに統一するような無意味で無粋な規則はいっさいありません。

《瞑想を始めるまえの注意点③》瞑想のときは素足になる

瞑想をするときには、かならず靴下や靴を脱いで素足になってください。素足でいることは、瞑想するうえでたいへん重要です。

足の裏というのは、人間の身体のなかで唯一、大地に接触する器官です。人間はこの足の裏から、大地に満ちたエネルギーを吸収できるのです。

たとえてみれば、足の裏は宇宙と身体を結ぶステーション（駅）のようなものです。昔から「子どもは泥んこになって遊んだほうがいい」といいますが、これは泥という自然の素材をとおして、子どもに大地のエネルギーを吸収させようという意図があってのもので、根拠があるのです。

『十戒』という映画を見た人や、聖書に通じている人ならご存じかもしれませんが、預言者モーセがはじめて神に出会ったとき、神から「履きものを脱いで、素足になりなさい」といわれる場面があります。信仰を抜きにしても、これはたくさんのことを教えてくれるエピソードではないでしょうか。

神は天にましますばかりでなく、大地にもエネルギーを注ぎこんでいるのです。ですから、天を仰ぐばかりでなく、素足で大地とじかに触れることは、根元的エネルギーを直接受けることになるという、神からのメッセージがこめられているように、私には感じられるのです。

このように足の裏は身体のなかでひじょうにだいじなポイントですが、最近は素足になる機会がめっきり減ってしまってはいませんか。外へ出るときにはかならず靴を履きますし、家のなかでもスリッパや靴下を履くのはあたりまえになりました。素足になるのはせいぜいお風呂にはいるときぐらいなものでしょう。こうした生活習慣により、われわれ現代人は大地のエネルギーを吸収する機会が奪われ、自らパワーの一源泉を遮断しているのです。

不思議なものでつねに素足でいると、足の感覚が研ぎ澄まされてきます。たいていの人は三ヵ月もつづけると血行がよくなり、体中がポカポカとあたたかくなるのです。そのうえ瞑想をして足を触る習慣ができれば鬼に金棒です。大げさではなく、雪のなかを素足で歩いても平気でいられるようになります。

《瞑想を始めるまえの注意点④》慣れるまでは10分から15分を目安にする

ヨーガや坐禅では、瞑想を行なう時間帯や場所などが厳しく定められていますが、アルタードの瞑想法ではそうした規制はありません。

瞑想する時間も、最初の一ヵ月ぐらいは一日五分から一〇分ぐらいを目安に行なうだけで十分です。一ヵ月ぐらいしたら一日一〇分ぐらい、さらに慣れてくれば思い切って三〇分と、徐々に増やしていってください。

一日三〇分といえば長く感じる人もいるかもしれませんが、一日トータルで三〇分行なえばいいと考えてください。駅のベンチで一〇分、会社のデスクで五分、寝るまえに十五分というように、時間が空いたら適宜行なえばいいわけで、それほどたいへんなことではないと思います。平日は多忙で瞑想する時間がとれないという人ならば、週末に集中して二時間ぐらい瞑想をしてもいいでしょう。自分のライフスタイルに合わせて、無理なく瞑想の時間をとりいれることのほうがたいせつです。

瞑想は長く行なえばいいというわけではないことを頭に入れておいてください。瞑想は量よりも質がたいせつなのです。自分の心身に喚びこんだエネルギーの密度が、瞑想を行なったかどうかの基準になります。長く行なったからといって、密度が濃くなるものではありません。それよりも、日常生活のなかで瞑想をとりいれる工夫のほうが、よほど貴重なのです。

《瞑想を始めるまえの注意点⑤》目を閉じるか、半眼で行なう

瞑想を上手に導く一つ鍵は、「目」の使いかたにあります。目は私たちの最大の情報器官だからです。私たちの目には、じつに膨大な情報が飛びこんできます。パソコンのデータを見たり、通りに車が来ているかを確認したり、本を読んだりと、目は朝から晩まで絶えまなく働いています。

瞑想をして意識水準を深いところまで下げようというときには、目の働きを遮断して、雑多な情報がはいってくるのを防ぐ必要があるのです。そうしなければたくさんの情報にまどわされて、意識水準を下げることなど、とてもできません。

目を閉じれば視覚の働きが止まり、脳にはいる情報量もグッと減ります。そのため目を開けたままでいるよりは、意識水準を下げやすくなります。

ところが完全に眼を閉じて瞑想を行なうことにも落とし穴があります。眼を閉じて瞑想すると意識水準が下がるので、思いのほかそのまま眠りにはいってしまう人が多いのです。なかには熟睡してしまう人もいるほどです。

瞑想中に寝てしまってもなんら〝実害〟はありませんが、せっかくの機会に眠りこけてしまったの

では、なんのために瞑想したのか、わからなくなってしまいます。瞑想をしたからには、その効果を十二分に味わっていただきたいのです。

心配な人は、すこし慣れてきたら、「半眼」で瞑想を行なってみてはいかがでしょう。「半眼」とは、仏像のように目を半分開けた状態のことをいいます。正確にいうと、目を開けているのでも閉じているのでもない状態のことで、坐禅でも取りいれられており、意識水準を下げるのに、かなりの効果があります。

半眼の状態をつくるには、アゴをまっすぐに引いて、一メートルぐらい先に視線を落とします。瞳は動かさず、一点を集中して見てください。慣れないうちはまばたきをしてもかまいません。慣れてくると徐々にまばたきの回数も少なくなり、一時間ほどならまばたきをしないでもすむようになります。

《瞑想を始めるまえの注意点⑥》体調のわるいときは休む

体調が極端にわるいときには、瞑想をしないほうがいいでしょう。すこし体調がわるいという程度なら、瞑想したほうがかえって治るばあいも多いのですが、四〇度の熱があってフラフラしているようなときに瞑想で治そうとするのは、あまりにも無謀です。

よく「瞑想は万病を治す」と思いこんでいる人がいますが、それは「錯覚」以外のなにものでもありません。体調がわるいときには瞑想するよりも、休むのがいちばんです。自分の体の調子は自分がいちばんよく知っているはずですから、身体からの〝声〟を聞き逃さずに、上手にキャッチしてください。

身体からのサインをキャッチするには、「痛み」や「だるさ」を見逃さないことです。「痛み」や「だるさ」というのは身体からの警告です。その原因を探れば、身体の状態がクリアにわかってくるものです。

風邪は、身体からの重要なサインの一つです。風邪をひくと身体がだるくなったり、高熱が出たり、節々が痛んだりしますが、高熱を出すことで身体の熱バランスをととのえ、節々に滞っているエネルギーをよどみなく流れさせるためなのです。つまり風邪は身体の自然治癒力そのものであり、そのために「仮の病」などといわれているわけです。

薬や注射で身体の痛みをとることばかり考えていては、「身体の知恵」が育ってきません。痛みを強引に取り除くことで、かえって身体からのだいじなメッセージを見逃してしまうことになるわけです。

身体からのサインは「だるさ」「痛み」だけではありません。年とともに食べ物の嗜好が変わるというのも、身体からのサインの一つです。身体が「そろそろバランスのいいものを食べて、調整したほうがいいよ」と教えてくれているのです。

人間の身体は大変な調整能力を備えているものですが、現代人はこうした身体のサインに、あまりにも鈍感になっているようです。よりよく生きるためには、身体からの〝声〟に素直に耳を傾けること、そしてその警告を生かして、心身をきちんと調整することがたいせつです。

《瞑想を始めるまえの注意点⑦》集団で行なえば、上達も一段と早くなる

瞑想はひとりでないと、できないわけではありません。むしろ初心者には、熟練者のいる複数のグループで瞑想することをすすめています。

集団で瞑想を行なう最大のメリットは、みんなで切磋琢磨して互いに技術を高めあえることです。禅の専門道場を「叢林」といいますが、これは共同生活をおくりながら、雲水同士が互いに研鑽し、ともに向上していけるすぐれた修行システムです。武道でも「一人稽古ができれば一人前」といわれますが、瞑想も同じです。一人でできることには自ずと限界がでてきます。

集団で瞑想するもう一つのメリットは、ひじょうに強いエネルギーを体験できることです。さまざまな強度を持った人が一堂に会するのですから、ひとりではけっして生まれてこないエネルギーの余剰が生じます。その余剰エネルギーは、さらに一人ひとりのほうへ還流し、均等に分配されるのです。

よく「場の空気」といういうことをいいますが、これも、エネルギーのあおりともいえる現象で、参加

している人の状態や、だれがその場の中心にいるのかによって、流れる空気はまったく変わってきます。

人というのは互いに喚起しあうものです。私が口をすっぱくして「社会生活と接点がない瞑想は意味がない」というのも、人と人がうまくつながると、驚くべき相乗効果を生むからです。

集団で瞑想することは、「エネルギーの純粋場」という一つの作品をつくりあげる共同作業のようなものです。この喜びを体験したいがために、今日も私は瞑想をしているのかもしれません。

《瞑想を始めるまえの注意点⑧》こんな人は指導者に相談を

アルタードの瞑想法は、「いつでも」「どこでも」「だれでも」できるというのが原則ですが、なかには瞑想に向かないという以前に、やってはいけないという状態の人もいます。瞑想はただやればいい、というものではありません。とりわけ、心臓とか脳に重度の疾患をかかえていて、容態が変化しやすく、つねに看護の手を必要とし、応急の手当てを受けないと生命にかかわるという人は、ぜったいにやってはいけません。こういう状態のときに必要なのは、瞑想をすることよりも医療です。医師のいうことをよく聞いて、療養に専念すべきです。

疾患をかかえていても、日常生活をおくれるようなら瞑想も役立つでしょうが、入院生活を余儀なくされているような人が、指導者もなく自己流の瞑想をすることは、たいへん危険です。もしも、どうしても瞑想をしたいというのなら、疾患がある程度回復してから、熟練者にマン・ツー・マンで指導を受けることをおすすめします。それならば、病気は治らないまでも、病気とのつきあいかたがうまくなるからです。

私の例でいえば、もう六年まえのことになりますが、小さいころの事故で小脳に障害を負った女性が、マン・ツー・マン・コースに通ってきたことがありました。小脳というのは、全身のバランスをつかさどるたいせつな器官ですが、ここを侵されると目まいや吐き気、ひどい頭痛に悩まされてしまいます。聞けばこの女性も例外ではなく、深夜ともなるとベッドの上で激痛にのたうちまわり、鎮痛効果のある薬を手のひらいっぱいにして、口にほうりこんでいたようです。

私は、とりあえず薬の飲みすぎを減らさなくては、と考えました。彼女は一週間に数百錠もの薬を飲んでいたのですが、薬はやがて効かなくなってしまうし、どんな副作用があるか、そちらのほうが心配だったのです。彼女にも「痛みとつきあう方法をいっしょに考えましょう」と伝えました。

その甲斐あってか、頭痛にもピークがあって、それを過ぎると痛みも和らぐということがわかり、彼女のなかの自然治癒力はだんだんとめざめていきました。とはいえ、痛みが完全になくなることはありませんでしたが、病気とうまくつきあえるようになっていったのです。

あくまでも彼女のばあいは例外的なケースですから、まずは医療で回復することが重要だということとを、けっして忘れないでください。アルタードの瞑想法は、あくまで自らの社会生活をよりよくするため、人生を有意義なものにするために行なう技法だからです。

これから実践編にはいりますが、ここでご紹介する瞑想は、初心者向きです。ほんの二〇分程度でできるようなかんたんなものにしました。私が研究所でやっているのは、だいたい一回二時間くらいのセミナーです。さらにハードなものになると、五時間くらいぶっとおしでやるものもあります。

この本は、奥深い瞑想世界の入口のようなもので、ほんのさわりの部分に触れたにすぎません。多くの人にとって瞑想の入門になれば、と思って紹介しましたが、瞑想中の心地よさは十分味わえますし、効果もすぐに認識できます。

瞑想の基本的な流れについては、次ページからのイラストでかんたんにまとめました。なぜそうするのか、どんな点に注意したらいいのかなど細かい点については、そのあとの各項目をご参照くださ い。ぜひ、実践してよりよい社会生活をおくる手助けとしてください。また、「継続は力なり」というように、持続的におこなわなければその効果を期待できないことも、よくよくご承知ねがいたい。なにごとも「三日坊主」に人生の富は与えられないのです。

第三章

アルタードの瞑想法の「型」を学ぶ

瞑想には「型」がある

アルタードの瞑想法は坐禅の「調身—調息—調心」という考えを継承しています。アルタードの瞑想法が、坐禅の教えを継承した理由は、姿勢と呼吸が「型」として、バランスよく体系的にととのえられているからです。

瞑想というのは、ひとつ間違えるとひじょうに危険な状態を招くことがあります。広大な心的エネルギーの扉を開ける行為ですから、それなりの準備をととのえていないと、精神と意識のバランスがくずれて幻覚に悩まされるような事態に陥ることもあるのです。これでは、瞑想をやる意味はまったくありません。

そのような無意識の暴走を防ぐために、「型」が必須なのです。スポーツや武道には、それぞれ決まった「型」(フォーム)があり、稽古を重ねてそれを修得しなければ、上達は望めません。最小限の力で最大限に力が発揮できるためにあるのが「型」だからです。

瞑想についても、同じことがいえます。大きな力を喚びこみ、その力を暴走させずに自分のなかにとりこむために「型」が要求されます。心のエネルギーは奥にいくほどひじょうに強いものになりますから、そのエネルギーに耐えられるだけの姿勢にしておく必要があるのです。

ちょうど、水をすくうために器が必要なように、瞑想でも心のエネルギーが氾濫したり漏れだしたりしないように、「型」によってブレーキをかけておかなければなりません。

いいかえると、「調心」にはいっていくための前提として、呼吸と姿勢という「型」が必要ということになります。

しかし、アルタードの瞑想法のばあい、「型」の習得は少しもむずかしくありません。その理由をこれから述べていきましょう。

姿勢のポイントは、腰をのばすこと

瞑想に「型」があるのはとても合理的なのですが、「型」がきびしく決まっているために、一般の人には修得がむずかしいという点は見逃せません。

たとえば、坐禅では「結跏趺坐」ないしは「半跏趺坐」という坐りかた以外は認めていません。この坐法は体のかたい人や股関節のかたい人にはむずかしく、なんとか組めたとしても痛みや苦痛をともない、長く坐っていることができません。三〇分ぐらいなら我慢できても、何時間も坐っていると、足の甲やひざが猛烈に痛くなり、そこに神経がいくので、それこそ意識レベルを下げることができません。

しかも、坐禅中は動いてはいけませんから、苦痛に耐えるのに精一杯で、瞑想どころではなくなるのです。禅では、一週間に百時間以上も修行することもめずらしくありませんから、まず「結跏趺坐」で長時間坐っていられるようになるだけでもたいへんな鍛錬なのです。

じつは、結跏趺坐は「仏陀の坐法」といわれるだけあって、慣れてしまえば力学的にも合理的で、もっとも長時間坐っていることのできる坐りかたです。ただ、残念なことに、一般向きとはいえません。

また、従来の瞑想法では、そのレベルが高ければ高いほど、「型」もむずかしくなります。瞑想にはいるまえに「型」を修得するだけで十年かかったとか、つねに「型」がきれいにできるように、いつも練習をしておかなければいけないといった話をよく聞きます。修行を生活のすべてにするのならともかく、むずかしすぎては、実生活に生かすための瞑想法としてふさわしくありません。

このような従来の瞑想法のありかたを配慮し、だれでもかんたんに修得できるようにしたのが、アルタードの瞑想法です。この瞑想法では、決まったポーズをおぼえなければ瞑想ができないということはありません。

その理由は、どの姿勢でも瞑想にはいれるような、ひじょうにパワフルな呼吸法を確立したからです。

呼吸法についてはあとでくわしく説明しますが、ひとことでいうと、「ハ音」の呼吸を基本にしたエネルギー呼吸です。呼吸じたいにとても大きな力をもっているので、姿勢についてはそれほど神経質にならなくてもいいのです。

アルタードの瞑想法の姿勢のポイントはただひとつ、「腰をのばす」ことだけです。腰さえのびていれば、エネルギー呼吸の条件でもある深い呼吸ができるのです。

したがって、瞑想の姿勢は正坐でもいいし、あぐらでもかまいません。椅子に坐って行なうこともできます。ただし、あぐらをかいたり、やわらかいソファに坐るばあいは、腰が曲がったり、腰が沈んでしまいます。腰をのばすためには、お尻の下に坐蒲や布団をしいたり、かための椅子に坐ったりするなどの工夫が必要です。

ひざが痛い人も、関節がわるい人も、かんたんに瞑想に親しむことはできる。これはアルタードの瞑想法の大きなメリットといえるでしょう。

自分にふさわしい「型」を知る

人間の姿勢を大別して「行・住・坐・臥」といいます。「行」は歩くこと、「住」は立つこと、「坐」は坐ること、「臥」は横たわるという意味です。昔から「立てば芍薬、坐れば牡丹、歩く姿は百合の花」

といいますが、アルタードの瞑想法では、瞑想の手順として、あるいは瞑想する人の身体の具合に応じて、この四つの姿勢すべてを使います。

瞑想というと、静かにじっと坐るというイメージをもっている人にとっては、意外なことかもしれません。でも、じつは瞑想法にはいろいろな姿勢があるのです。

たとえば、ヨーガは立って瞑想を行なうポーズもあれば、「死骸のポーズ」という、横たわって行なう瞑想法もあります。自律訓練法のばあいは、深く腰かけたり、横になったりします。

歩いて行なう瞑想法の代表的な例として、羽黒三山の「修験道」、比叡山で行なわれている浄土系の修行にある「常行三昧」や、禅宗の「経行《きんひん》」があります。先にのべた「ランナーズ・ハイ」ではありませんが、歩き続けているうちにおのずとリズムが生まれ、いつしか瞑想状態にはいっていくというわけです。呼吸も、歩くことによってととのってきます。

アルタードの瞑想法でも、歩く方法をときどきとりいれていますが、それは「ハ音」の呼吸によって瞑想状態にはいったあとで行ないます。だからといって意識して行なうのではなく、瞑想によってエネルギーが満ちてきて、身体がウソのように軽やかになり、自然と歩きだしているという感じになるのです。

運動量を考えるとたいへんなものですが、エネルギーと一体化して、一点の力みもないので疲れを感じることがなく、息が切れることもありません。

立って行なう瞑想法のメリットは、正しい瞑想のやりかたを身につける訓練としても役立ちます。立って呼吸をすれば、すぐに息を吸ってしまうという、ふだんの呼吸のわるいクセをなおすことができます。

また、重心が下がるので、放っておいても無駄な力が抜けるようになります。こうした理由によりアルタードのセミナーでは、立って行なう瞑想にも、かなり重点をおいています。

ちなみに、古代ギリシアの哲人ソクテラスは、尋常ならざる活力にめぐまれていました。彼は壮年のころ、ポティダイアの陣営で立ったまま一昼夜ぶっとおしで瞑想していたと、弟子のプラントンが伝えています。

いっぽう、横たわって行なう瞑想法は、アルタードの瞑想法では、特別なケースでしか行ないません。たとえば、不眠に悩む人、身体の調子がわるく、坐ったままでは瞑想ができない人に教えるときに行なう程度です。

一例として、ある女性経営者のケースがあります。彼女は一代で都内にスーパーマーケットを経営するまでにのしあがった女傑ですが、長年のハードワークがたたって、腰は曲がり、ひざは痛くてしかたがないという状態でした。坐って行なう瞑想ができないので、仰向けに寝ながら瞑想してもらいました。すると、五回ほどセミナーに通ううちに、ひざの痛みがやわらぎ、腰もずいぶんまっすぐになってきたのです。それ以降は、坐ることを中心とする瞑想に切り替えられました。このように、アルタードの瞑想法は立っていても寝ていても、腰をのばしさえすれば、どんな姿勢でも瞑想状態になれますが、初心者の方は、坐って行なう瞑想からはじめることを推奨します。

「目を閉じよ、歌にはげめ」

瞑想と目との関係はとてもたいせつなので、ここでもう一回のべておきましょう。瞑想にはいるときは、まず目を閉じます。人類は、サルなどの霊長類同様、視覚動物であり、目を最大の情報器官としています。

私たちの目には、毎秒四〇〇万ビットというとてつもない量の情報が飛びこんできます。「四〇〇万ビット」という言葉ではピンとこないかもしれませんが、かつてパソコンで使っていたフロッピーディスク一枚の約半分の情報量で、約二五万文字に相当するといえば、いかに膨大な情報か、おわかりいただけるでしょう。耳からはいってくる情報量が毎秒八〇〇〇ビットですから、聴覚と比較しても、受けとる情報がケタちがいに多いのです。

それだけ多くの情報がはいってくる目は、社会と自分をつなぐ窓ともいえ、私たちの意識のありかたとたいへん深いつながりをもっています。

ピカソは「目を閉じよ、歌にはげめ。歌を忘れたカナリヤのように歌にはげめ」ということをいっています。この言葉が意味するのは、「目を開けているかぎり、ありきたりのものの見かたしかできない。目を閉じて『心の眼』に磨きをかけ、そこから生まれたイメージを絵筆に伝えていかなければ、作品の名にあたいするような絵は描けない」ということだと思います。ふだんの頭脳の働きや意識のありかたが目と密接に関係しているため、そこから抜けだして高い次元に到達するには、まず視覚の働きを止めなければいけないのです。ピカソのいうところの「歌」とは、瞑想といってもいいでしょう。

瞑想には意識水準を低下させ、自我のよろいの下にある深層意識（無意識・潜在意識）をも超えて、意識の方向を根元的エネルギーの働きに向けるプロセスが必要です。意識水準を低下させて瞑想状態にはいっていくためには、まず目を閉じて情報を遮断するのが、ひじょうに有効なのです。目を閉じれば、初心者もわりあいすんなりと意識水準を切りかえることができます。

さらに、現代人は目を酷使する生活をしています。テレビやパソコン、最近はスマートフォンがひと時も手放せず、一日に何時間もモニター画面に向かっている人も多いでしょう。このような人たちのあいだで、目の疲れから涙の量がへって目がかわく「ドライアイ」という症状に悩む人がふえています。

私のセミナーにも、目をウサギのように真っ赤にした女性が大勢きます。しかし、アルタードの瞑想をはじめると、涙がどんどん流れてきます。仕事で目に負担がかかって、疲労がたまっていたのが、瞑想でほぐされて癒されるからでしょう。目を休ませてあげるという意味でも、瞑想のときに目を閉じるのはたいせつなのです。

慣れてきたら「半眼」で瞑想する

アルタードの瞑想法では、呼吸をととのえてからは「半眼」でも瞑想を行なうといいました。半眼は目を閉じているのでも開けているのでもない、あるいは見ているのでも見ていないのでもない状態で、意識水準を低下させるのにとても有効な目の使いかたです。

長時間同じ姿勢でじっと坐っている坐禅では、半眼が原則です。脳の脳幹網様体の緊張がゆるんでいるため、目を閉じるとすぐに眠ってしまうか、頭のなかを妄想がかけめぐってしまうからです。

半眼は目を見開くよりも視野が広がり、よく見える目の使いかたです。一見、視野が狭まるように思えますが、半眼にすると視野が一八〇度近くになり、端から端までが目にはいるようになります。

何かに焦点をあてて意識して見ているわけではないのですが、目の前にある全体が見えるわけですから、虫が飛んできたり周囲で人が動き回ったりしても、心が動じることもなくなります。これは、ふだんの眼球の動きといっしょに心も動いてしまいがちな傾向に歯止めがかかり、心が眼球の動きに左右されなくなるからです。

瞑想中に身体がグルグル動く

アルタードの瞑想法では、慣れてくると身体がグルグルと動きはじめます。心身が強烈なバイブレーションを受け、エネルギーの渦の中に巻きこまれたような感覚が生まれるのです。

これは「超能力」でもなければ、特別な人だけができることでもありません。呼吸法をマスターし、ある程度瞑想が上手になってくれば、だれにでも起こることです。

私のセミナーで二年ほど瞑想を続けている女性は、あるとき、五時間のコースで最初から最後までグルグルと動きっぱなしだったことがあります。それだけの運動を意志の力でやるとすれば、クタクタになってしまうはずですが、彼女は息も切らせずに「あー、気持ちよかった」といっただけでした。とても解放感があるのです。

意識水準が低下しただけでは、このような状態は起こりません。あとでのべますが、上・中・下丹田《か》という三つのエネルギー器官が同時に喚起されて、ひじょうに大きなエネルギーが喚びこまれ、遠心力が大きくなって「半重力」の状態が引き起こされるのです。

これは「意識水準を低下させる」という方向と、「宇宙大自然のリズムに共鳴共振し、そこからエネルギーを汲みあげる」という方向が交わり、より深い瞑想段階にはいったことを意味します。

半眼の話でもふれたように、目を覚まさせるという理由があってのことですが、微動だにせずに瞑想するというのは、一般の人にはなかなかできることではありません。さらに、身体が意志とは無関係に動いてくるというのは、エネルギー・バランスが自然にととのうことですから、アルタードの瞑想法では動いてもよしとしています。

下丹田をやしなうと下半身が安定する

「アルタードの瞑想法では動くままにまかせる」といっても、望ましくない動きもあります。ときどき、坐って瞑想していて、ポンと飛んでしまう人がいます。

瞑想に関する知識のない人がこんな光景を見ると「瞑想は超能力が身につくのか」と思われるかもしれません。しかし、これは三つの丹田のバランスがわるいために起こることなのです。

丹田については五章で詳しくのべますが、頭頂から眉間にかけての上丹田は「叡智のエネルギー器官」、胸の間にある中丹田は「愛のエネルギー器官」、下丹田は「力のエネルギー器官」をあらわします。飛んでしまうのは、上丹田にエネルギーがいきすぎて、力のエネルギー器官である下丹田がしっかりしていないからです。

身体が飛んでしまう人は例外なく、呼吸に問題があります。「ハ音」の呼吸をしていても、短くて弱い呼吸の仕方をしているので、エネルギーが下丹田まで下りてこないのです。そのような人には、私は「呼吸を長くして、下丹田までエネルギーが行くように意識しなさい」と指導しています。「ハ音の呼吸」を修得し、下丹田をやしなうと、腹筋が強くなり、姿勢がよくなるだけでなく、呼吸によって細胞のすみずみまでエネルギーが浸透し、身体全体がエネルギーのヴェールに包まれたような状態になれるのです。

ふだんの私たちは心も身体も重力にべったりと引っ張られて、疲れやすく、ストレスにも弱いのですが、そのような状態から抜けだすことができるのです。

また、一般の呼吸法ではよく「お尻の穴をしめなさい」と指導していますが、「ハ音」の呼吸のばあいは、わざわざ意識しなくても、自然にお尻の穴がしまってきます。身近な効用ですが、これは便秘の人に効果があります。肛門括約筋がしまると、腸のぜん動運動が活発になって便秘が治るのです。冷え症など、その人が生まれつきもっている体質も、改善されていきます。身体の奥のほうから、活力が湧いてきて、驚くほど元気になるのです。

「ハ音」の呼吸の発見

アルタードの瞑想法は坐禅の「調身―調息―調心」という考えを継承していますが、呼吸に最大の重点をおいています。優先順位でいえば「調息―調身―調心」となります。なぜ呼吸を最優先するかといえば、「ハ音」の呼吸を上手に使えるようになれば、かんたんに瞑想状態にはいれるからです。

私が「ハ音」の呼吸を発見したのは、いまから二七、八年以上まえのことです。当時、私は新宿で瞑想セミナーを始めたばかりでした。最初は坐禅などの形式で始めましたが、困ったことに、私は自分では瞑想を行なうことはできても、生徒さんにわかりやすく呼吸のやりかたを教えることができませんでした。いくら自分で実演してみせても、そのやりかたを言葉でうまく表現して伝えているつもりでも、なかなか生徒さんは実践できません。このため、数カ月余りはまるで針のムシロに坐らされているような心境でした。

そんなある日、生徒さんのなかに心臓疾患の人がまぎれこんでおり、セミナーの最中に発作を起こしてしまったのです。私はあわてて駆けよって、背中をさすりながら、われ知らず「大丈夫だから。さあ、ハの音で息を吐くんだよ、やってみて」と声をかけていました。「ゆっくりハーと息を吐いて」と、さらに指示しながら、一緒に三〜四回、「ハ音」の呼吸をくり返すと、生徒さんが「あれ、治っちゃったわ」と驚いたようにいったのです。

しかし、私のほうがもっと驚いたかもしれません。「ハ音」が、いつまでも呪文のように耳の底で鳴りひびき、異様な高揚感につきあげられて「これだ、これだ」とさけんでいました。私はあふれるような霊感に満たされながら、「ハ音」の瞑想法を瞬時に手中に収めたのです。

この「事件」を境に、セミナーは一変しました。「ハ音」の呼吸を教えるだけで、生徒さんは一人残らず、かんたんに瞑想ができるようになりました。ポンと飛ぶ人や、グラグラ揺れる人も出てきました。反応の早さに最初は戸惑いましたが、瞑想状態になるとエネルギーの渦に巻き込まれたような状態になります。それに感応して身体が動くのだから、「型」を強制する必要はないと考えるようになりました。

このようにして「ハ音」の呼吸を大原則に、瞑想のときの姿勢は制約をもうけないという、アルタードの瞑想の基礎ができたのです。それと並行して、私はいろいろな文献にあたって、「ハ音」について調べました。すると、人類にとって根元的な音であり、ひじょうに広い分野で重要な意味をもっている音であることがわかりました。あらためて、「ハ音」の呼吸に秘められたパワーに驚かされたのです。

「ハ音」は人類にとって根元的な呼吸音

人類にとって「ハ音」は母音以前の音、つまり、人類が言葉を獲得する以前から共通にそなえていた根元的な呼吸音です。たとえば日本語のばあい、すべての音のベースになっている「ア行音（あ、い、う、え、お）」は太古の時代は、気息の音（「ハ音」）に続いて発音されていたといいます。このため、あ行音の「母音」という言葉に対して、気息の音を根元とする「ハ行音」を「父音」と命名した国語学者もいます。

誤解のないよう補足しておくと、ここでいう「ハ行音」は発音をともなう子音の「ハ行音」ではなく、「ハァー」「ヒー」「フゥー」など、息を吐くだけで発音しない呼吸音ということです。

発音が系統化され、言語が体系化していくにつれて、無声音である気息の音は発音の表舞台から姿を消していきました。しかし、現在も「ハ音」が現役で活躍している言語がいくつかあります。その代表例がフランス語です。フランス語を勉強するとき、最初に「フランス語では「H」の音は発音しない」と習います。しかし、これは「H」を無視して読むわけではありません。のどから息を出して、息の音で発音するのです。

また、角度を変えて、「ハ音」がもつ科学的な意味について調べていくと、さらに興味深いことがわかりました。

幅広い分野に造詣をもつ生物学者として知られるライアル・ワトソンは、「毎秒二五六ヘルツの振動数が発生するように設計された、二つの音叉を並べて、一方を近くで鳴らすと、他方の音叉は触れないでも共鳴し、振動をはじめる。耳を持たない昆虫を他方の音叉にとまらせておいて、一方の音叉を鳴らすと、たんに共鳴するだけではなく、遠いかなたの出来事もキャッチする」と語っています。

ここでいう「毎秒二五六ヘルツの振動数」はじつは、中央の「ハ音」のことです。つまり「ハ音」には空間をこえて共鳴し、かなたの情報と交信することができる不思議な力を秘めているのです。ワトソンはこの共鳴現象を「超自然的」と形容していますが、それを「根元的エネルギーとの交感・共鳴」とすれば、アルタードの瞑想法の立場と一致します。重力からの解放、根元的なエネルギーとの一体感など、アルタードの瞑想法によって得られる体験は、「ハ音」が鍵をにぎっているのです。

弱い呼吸が心身の失調を引き起こす

トランスパーソナル心理学のグロフは、同じように、「ハ音」を使う呼吸法を提唱しています。しかし、彼が教えるのは「ハッハッハッ」というひじょうに短い呼吸です。じつは、このような短い呼吸はきわめて危険なのです。脳や全身組織に回る酸素が過多になったり、逆に必要最小限の酸素さえ、身体に回らずに酸欠をまねいたりします。最悪のばあいは仮死状態におちいることもあります。ただしグロフの名誉のためにいっておくと、彼のセラピーではこうした危険性を考え、万全の方策を用意してから行なっているようです。

一般的に、浅い呼吸や短い呼吸は、吸うことをベースとする呼吸です。吸うことが中心となる呼吸は、解剖学的にいえば、私たち人類がふだん意識せずにしている呼吸です。ご存じのとおり、脊椎動物は水中生活から陸上で生活するようになった進化の過程で、えら呼吸から肺呼吸へと転じました。陸上で生活する脊椎動物には、肺に空気を取り込むために、横隔膜をはじめとする「吸い込み専用の筋肉」が形成されました。ところが、反対の「吐き出し専用の筋肉」は、ついに用意されることはなかったのです。

それでも、四足歩行をしているあいだは、さほど支障はありませんでした。胸部から内臓がすべて大地に向かい、ほうっておいても「腹式呼吸」になり、吐き出し専用の筋肉がないという弱点がずいぶんカバーされていたからです。

ところが、さらに進化をとげて直立二足歩行をするようになった人類は、そうはいきません。宿命的に、吸うことを主体とした呼吸をとらざるをえなくなったのです。吐くことを助けるために肋間筋や三つの腹筋がありますが、吸い込み主体の呼吸をくつがえせるだけの力はありません。

吸い込み主体の呼吸である浅い呼吸や短い呼吸は、多くの欠陥をかかえており、心身にさまざまな悪影響をおよぼすのです。

まず、吐く息が短く、吸う息が多くなるので、体内の酸素が必要以上に多くなってしまいます。「酸素がなければ人間は生きられないのだから、身体に酸素が多いのはいいことではないのか」と反論する人もいるでしょう。ところが酸素は、地球上に生きる酸素呼吸を行なう生物すべてにとって、両刃の剣なのです。

酸素は生きるためのエネルギーを生みだす糧であると同時に、エネルギーを産生する過程で、一部が「活性酸素」という有害な物質に変化します。活性酸素はガンから心臓病、動脈硬化、アルツハイマー病まで、数多くの成人病の発症と関連しているといわれます。酸素を必要以上に多く吸い込むことは、この有害な活性酸素を体内で多く発生させるという危険があるわけです。

「過換気症候群」という病名を聞いたことがあるでしょうか。これはストレスなどで呼吸が異常に浅く速くなり、息を吸い込みすぎて息苦しくなってしまう病気です。現代医学をもってしても治せないといわれる偏頭痛も、息を吸いすぎて脳が酸素過多になるために引き起こされる疾病なのです。

また、浅く短い呼吸はネガティブな感情と表裏一体です。日常をふりかえると、いらいらしたり、腹を立てたりすると、呼吸はまちがいなく浅くなり、息があがります。このとき身体は血圧が上がり、自律神経の失調をまねきます。いらいらするのが先か、呼吸が浅くなるのが先かは「鶏が先か、卵が先か」という問題ですが、どちらが先であろうと、この因果関係は変わりません。浅く短い呼吸が習慣になると、ネガティブな感情におそわれがちになり、心が狭まり、心の能力が退行するのです。

浅く短い呼吸が引き起こすこれらの問題を克服するには、深く長い呼吸、つまり「吐くことを主体とする呼吸」へと転換する以外にありません。吐くことを主体とする呼吸とは、まさに「ハ音」によって可能となる呼吸です。ところが、吐く呼吸を意識しながら、日常生活を送るのは無理があるというものです。そこで一日の数十分を利用して、アルタードの瞑想法を習慣にとりいれることの意義が生まれるのです。

「ハ音」を呼吸法に高めた

吐くことを主体とする呼吸法は、宗教が修行法として伝えてきた瞑想法のなかに、その源流を見ることができます。浄土系の称名念仏や、日蓮系のお題目も、万人向けの「易行道」であり、たいへんにすぐれた呼吸法にもなっています。

坐禅ではふつう、姿勢を身につけ、呼吸法をマスターし、瞑想ができるという最終段階に到達できるまでに、相当の年月がかかります。ヨーガのばあいも同じですが、くわえてアクロバットのような複雑なポーズができるようにならなければいけないという難問が待ちかまえています。

一方、「ハ音」の呼吸法は、きびしく困難な修行の段階をカットできるので、始めた日からただちに深い呼吸の練習にはいれます。健康法としての呼吸法なみのかんたんさでありながら、呼吸によって姿勢をととのえ、身体にそなえられたエネルギーの器官である上・中・下の三つの丹田を同時に喚起する力があるので、自動的に瞑想の世界へもはいっていける技法です。

腹式呼吸では下丹田しかやしなうことができず、ほかの呼吸法も三丹田を別々にやしなうので、三つの丹田のバランスをととのえるのに手間がかかってしまいます。呼吸の力だけで、姿勢と心の両方をいともかんたんに、しかも深くととのえることができるのは、「ハ音」の呼吸法以外にありません。

息を吐くときのやりかたとして「ハ音」を採用した点が、スピーディに瞑想状態にはいれる最大の要因となっています。瞑想で使う呼吸音は、多くが母音です。ヨーガでは「オー（ム）」であり、日本の伝統的な呼吸法では母音とならんで「ス音」を尊びます。分娩法のラマーズ法では「フー」あるいは「フィー」です。じっさいにこれらの音を出しながら呼吸をしていただくとわかりやすいのですが、どの音も、息を吐こうとすると口をすぼめたり、舌をもちあげたりしないとできません。ところが、「ハ音」で「ハァー」と息を吐くと、どこにも力を入れる必要なく、とても呼吸しやすいのです。

「ハ音」は根元的な呼吸法であるがゆえに、だれでもかんたんにでき、かつ大きな効果をもたらしてくれるのです。むだを省いたシンプルなものほど力強さをもっていますが、「ハ音」の呼吸法も、それと同じことがいえるのです。

「ハ音」の呼吸が姿勢を矯正する

では、「ハ音」の呼吸のやりかたについて説明していきましょう。先にのべたように、「ハ音」の呼吸法は「吐くことを主体とする呼吸法」です。「ハ音」で息を吐くやりかたをマスターするのがキーポイントになりますが、少しもむずかしくはありません。

まず、「ハァー」という音を出しながら、口から息を吐きます。「音をきちんと出さなければ」と、意識する必要はありません。走ったあとに息があがって、「ハァーハァー」と息の音を立てながら呼吸している感じを思い出してみてください。胸、つまり肺から息を出し入れしているだけでなく、お腹の底から息を吐いているはずです。それを思い出しながら、身体の空気を追い出してやる感じで、口から息を吐けばいいのです。

息を吐き終わったら、今度は息を吸うわけですが、息を吐きつくしたら、鼻から自然に空気がはいってきますから、それにまかせればいいのです。これらを頭に入れて、「ハァー」と息を吐くことに意識を向けながら練習すると、「ハ音」の呼吸のやりかたがすぐにつかめるはずです。

練習のときの姿勢は椅子に坐ってもいいし、正坐でもあぐらでもかまいません。もちろん、立って行なうこともできます。「瞑想の姿勢」のところで説明しましたが、腰がのびる姿勢であれば、どんな

瞑想を行なうまえに、「ハ音」の呼吸を身につけよう

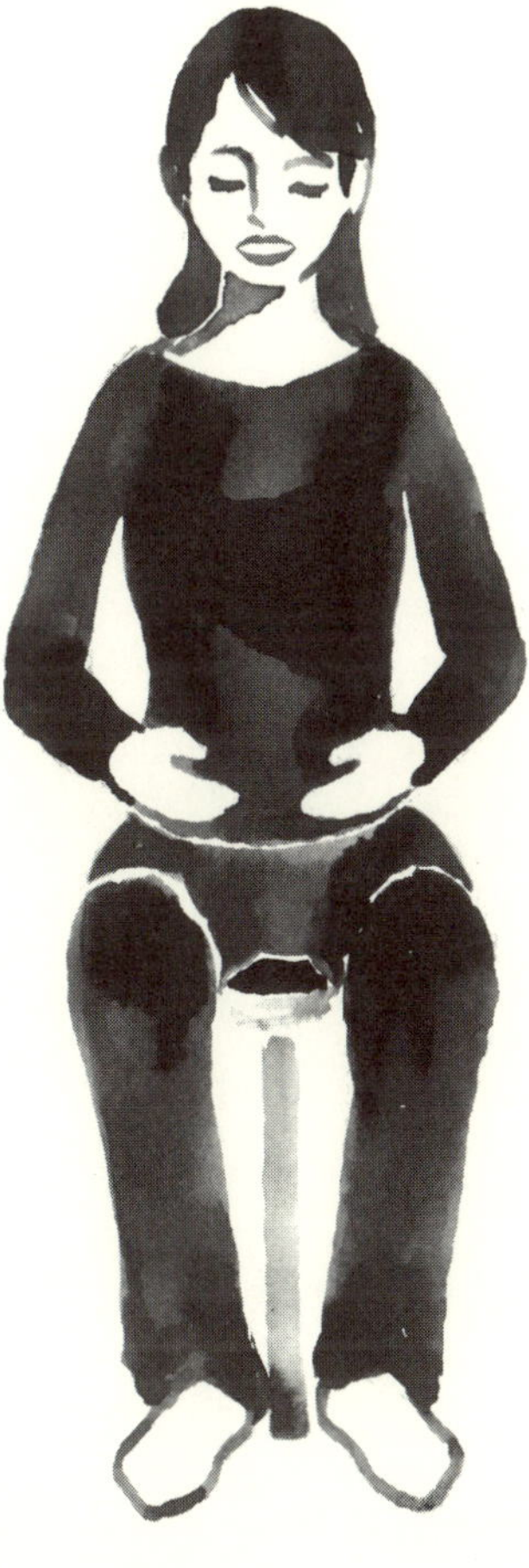

① 両手をお腹にあてる。
② 肩やひじに力がはいらないように意識する。
③「ハーッ」と呼吸音を出しながら息を吐いていく。
④「ハ音」が出なくなっても、息を出し切るまで続ける。
⑤ 最初は無理をせず、10秒から15秒を目標に息を吐く。
⑥ 息を吐き出したら、鼻からゆっくりと息を吸う。
⑦ 呼吸とともにおなかが収縮していることを、
両手で確認しながら行なう。

姿勢でもいいのです。たとえ練習を始めたときに多少姿勢がわるくても、吐く息をたいせつにして、深く長い呼吸をするように意識しながら「ハ音」の呼吸をしていると、自然に腰がのびて、理想的な姿勢になります。正しい「ハ音」の呼吸をすれば、姿勢についてはわざわざ注意しなくても、自動的に矯正されてしまうのです。

「長く深い呼吸をするように」というと、しばしば「何秒ぐらい吐き続ければいいのですか」という質問を受けますが、時間はあまり問題ではありません。いちおう目安としては、はじめのうちは一〇秒から二〇秒ぐらいできればいいほうで、慣れてくるとだいたい三〇〜四〇秒ほどというのが、平均的な数字でしょう。

ただし、この数字にとらわれて「あと五秒吐かないとだめだ」などと、苦しくなっても無理に息を吐き続けるようなことをしては、本末転倒です。べつに肺活量を高める訓練をしているわけでも、息つぎ競争をしているわけでもありません。時間よりも途切れずに力強い「ハ音」を出そうと意識するほうがいいのです。私が生徒さんたちの呼吸を見るときは、時間ではなく、その人が出している「ハ音」のバイブレーションに注目しています。「ハーッ」という息には、微妙なバイブレーションがあります。それが細やかでしなやかだと、いい呼吸なのです。ある程度の呼吸力がついてきたら、自分が出している「ハ音」のバイブレーションに意識を向けるといいでしょう。

「ハ音」の呼吸に慣れてきたら、今度はアルタードの瞑想法にしたがって、手の動きと組み合わせてみましょう。まず目を閉じて、ひじをはらないように注意しながら、両手を額の前まで上げます。そして「ハ音」の呼吸にあわせて、上げた手をゆっくりおろしていきます。この動作を二〜三回くり返してください。

二、三回「ハ音」で呼吸するだけで瞑想状態にはいる

「ハ音」の呼吸さえできれば、瞑想状態にはいることがたいへん容易だと気づくでしょう。毎日、継続して練習すれば、「ハ音」の呼吸を二、三回行なうだけで、しぜんと瞑想状態にはいれるようになります。

瞑想というのは、ふだんの脳の働きをいったん休息せしめ、宇宙大自然に満ちるエネルギーと一体化しようとする技法です。

この瞑想の世界への扉を開いてくれるのが、「ハ音」の呼吸です。「ハ音」の呼吸は、深くしなやかな呼吸によって吐く息に磨きをかけ、吸う息を減らします。これを行なうと、延髄と橋にある呼吸中枢が強く刺激され、血中の二酸化炭素の濃度が高くなり、脳も低酸素、炭酸ガス優位の状態になります。すると、通常の意識水準が低下して、感覚がゆるやかになり、純粋な心的能力がめざめる。これが瞑想の生理的なメカニズムです。

「ハ音」の呼吸に導かれて瞑想の世界を体験すると、いにしえの私たちの祖先がいかに「呼吸」に対してゆたかな直感をはぐくみ、それが的を射たものであったのかが、実感としてわかるはずです。

呼吸を示す太古の言葉は、ヘブライ語は「ルーアッハ」、ギリシア語は「プネウマ」、アラビア語は「ルーハ」、ラテン語は「スピリッツ」、サンスクリット語は「アートマン」、日本語は「イノチ」といいます。これらの言葉はすべて、「呼吸（息）」という意味のほかに「霊」「風」という意味をもっています。

現代においては、呼吸はたんなる生理現象、風は気象現象、霊は宗教やオカルトの言葉というように、有機的なつながりを欠いています。ところが、太古の世界観では、宇宙の呼吸がそのまま宇宙の霊の働きであり、宇宙からの風と見なされていたのです。そこには精神と生命、霊（魂）と自然を一つのつながりと見る、深遠な哲学があります。

また、「息」は「自らの心」と書きますが、この漢字が生まれた当時に存在していたであろう「息は心とつながっている」「息は心のありようのあらわれである」という認識さえ、私たちは失っているように思います。「ハ音」の呼吸は瞑想をとおして、呼吸が本来もっているそれらの宇宙性やエネルギーを私たちに伝えてくれるのです。

「ハ音」の呼吸は、お産の苦しみをもやわらげる

「ハ音」の呼吸がいかに大きな力をもっているかを示す例を一つ紹介しましょう。私のセミナーの熱心な参加者のなかに、産婦人科医院を経営するSさんご夫妻がおられます。この医院では「ハ音」の呼吸を産婦さんたちに教えて分娩のときに応用し、大きな成果をあげています。

産婦さんが分娩室にはいるのは、通常は陣痛が五分きざみになってからです。この時点からしだいに陣痛がひどくなり、不安感が増してくることもあって、産婦さんは大声で叫んだり、暴れたりすることがあります。このようなばあい、横で医師が「落ち着いて、力を抜いて」とアドバイスしても耳にはいらず、陣痛の痛みが先だって、なかなかうまくいきません。

Sさんの医院では、陣痛がおそってきたとき、看護役のS夫人がみずからお手本になりながら、手をとって「ハ音」の呼吸を教えます。産婦さんがそのとおりに「ハ音」の呼吸を行なうと、陣痛が軽くなり、痛みと緊張でこわばっていた全身の筋肉も、自然と力が抜けていくそうです。

じつは陣痛のとき、産婦さんが体によけいな力を入れていると、お母さんにとってもお腹の胎児にとっても、命とりになることがあるのです。陣痛がくると、胎児や臍帯が圧迫され、胎児の心音がわるくなります。臍帯が胎児の首に二重三重に巻きついているようなばあいはとくに深刻で、ときには

数秒間も心音が消えてしまうこともあります。こうなると胎児の生命にかかわります。また、生まれたあとにも障害を残すことになりかねません。

このため、分娩台の横には酸素吸入器がおいてあります。胎児の心拍数をモニターしながら、胎児の心拍数が異常に低くなったり高くなったりすると、産婦さんに酸素吸入を行なうのです。酸素吸入をすると、胎児の心音はよくなりますが、反面、害が出る危険もあるそうです。

Sさんの医院でも以前は酸素吸入器を使っていましたが、産婦さんに「ハ音」の呼吸を実践させるようになってからは、驚いたことに、まったくといっていいくらい酸素吸入をしなくてもよくなったというのです。

胎児の心音がわるくなると、S夫人が「さあ、大きくゆっくり、ハーと息を吐き出しましょう」と、やさしく語りかけながら、一緒に「ハ音」の呼吸をします。すると、産婦さんの全身から無用な力が自然に抜けるとともに、胎児の心音がよくなるのです。酸素吸入がいらなくなるだけでなく、体の力が抜けると子宮口の緊張がやわらぎ、胎児の頭が下がってきやすくなります。お産の苦しみがずいぶん楽になります。

Sさんは「酸素吸入をしなくても出産ができることに、医師として喜びを感じます。この方法は、世界中のどの産婦人科医でも通用すると思います」と、私に伝えてくれました。

また、Sさんによると、「ハ音」の呼吸は流産の手術のときもきわめて有効だそうです。急に出血が起きて流産したばあい、出血を止めるために、すぐに子宮のなかに残っている内容物をかき出さなければいけません。とくに出血量が多いばあいは、緊急にこの手術をする必要があります。

ところが、このとき問題が一つあります。胃に食物や水分がない空っぽの状態であれば、全身麻酔をして手術を行なえるのですが、緊急のことなので、たいていは胃に内容物が残っています。胃に内容物が残っていると、全身麻酔をして、嘔吐するようなことがあれば、産婦さんは呼吸困難におちいり、ひじょうに危険です。

そこで、麻酔をせずに手術せざるをえないわけですが、当然、産婦さんにはたいへんな苦痛がともないます。しかし、このときに分娩のときと同じように「ハ音」の呼吸を行なうと、産婦さんはあまり痛みを感じずにすむのです。大声を出したり、全身を動かしてもがいたり、体をこわばらせることもないので、手術自体もスムーズに進みます。

これは、「ハ音」の呼吸によって瞑想状態にはいり、脳からはアルファ波という脳波が出て、「ベータエンドルフィン」というホルモンが分泌されるためです。ベータエンドルフィンは別名「脳内モルヒネ」ともいい、末期ガンの痛み止めなどに使われるモルヒネ同様、鎮痛効果や身体をリラックスさせる効果があるのです。

「ハ音」で「保息能力」に熟達すると、不動心が身につく

「ハ音」の呼吸に熟達してくると、呼吸が自然に深く保たれるようになります。これは「吐いているのでも吸っているのでもない状態」のことで、「保息能力」といいます。息を止めている状態ではありません。息が保たれているために息が止まっているような状態をさします。

保息能力が身につくと、息つぎの回数がぐんと減ります。「浅い呼吸や短い呼吸の危険性」の項でいったように、浅く短い呼吸、つまり息つぎの多い呼吸をしていると、ちょっとしたことに、すぐ心が動揺してしまいます。これは、息つぎの瞬間は心身にすきが生じることと関係しています。

息つぎの瞬間というのは、外部からの攻撃に対してまったく無防備になってしまう瞬間です。息つぎの瞬間であれば、たとえ子どもに体当たりされただけでも、相撲取りのような大男が転んでしまいます。武道や相撲でも攻撃をしかけるときは、相手の息つぎの瞬間をねらって行ないます。だから、柳生但馬守や山岡鉄舟などは、すきをつくらないために、保息能力を身につけようとして坐禅を学んだのです。

同じように、息つぎの瞬間は心にすきができて、不安定な状態になりやすいのです。息つぎのときは、ちょっとした物音に対してもビクッとしてしまいます。息つぎの多い浅い呼吸をしていると、心

も身体も呼吸といっしょに動いてしまうので、すきが多く、ささいなことにも動じやすい状態になるのです。

反対に、保息能力がつくと心におのずと落ち着きと余裕が生まれ、さらに勘や直感がさえてきます。少々のことでは動じない「不動心」がそなわるのです。

不動心は、人間関係にもいい影響をもたらします。「息があわない」「気があわない」「鼻につく」「間がもたない」といったマイナスの人間関係をさす言葉は、いずれも自分の呼吸と相手の呼吸が微妙にずれるということです。保息能力がつくと呼吸に余裕ができるので、自分から相手の呼吸に合わせることができ、「気のあわない人」とも折り合いがつくようになり、「間」がとれるようになります。

保息能力は本来、瞑想をより深くきわめるために必要とされる能力ですが、日常でも、このようなすばらしい変化をもたらしてくれるのです。

まずは、アルタードの瞑想法の基本を練習しよう。

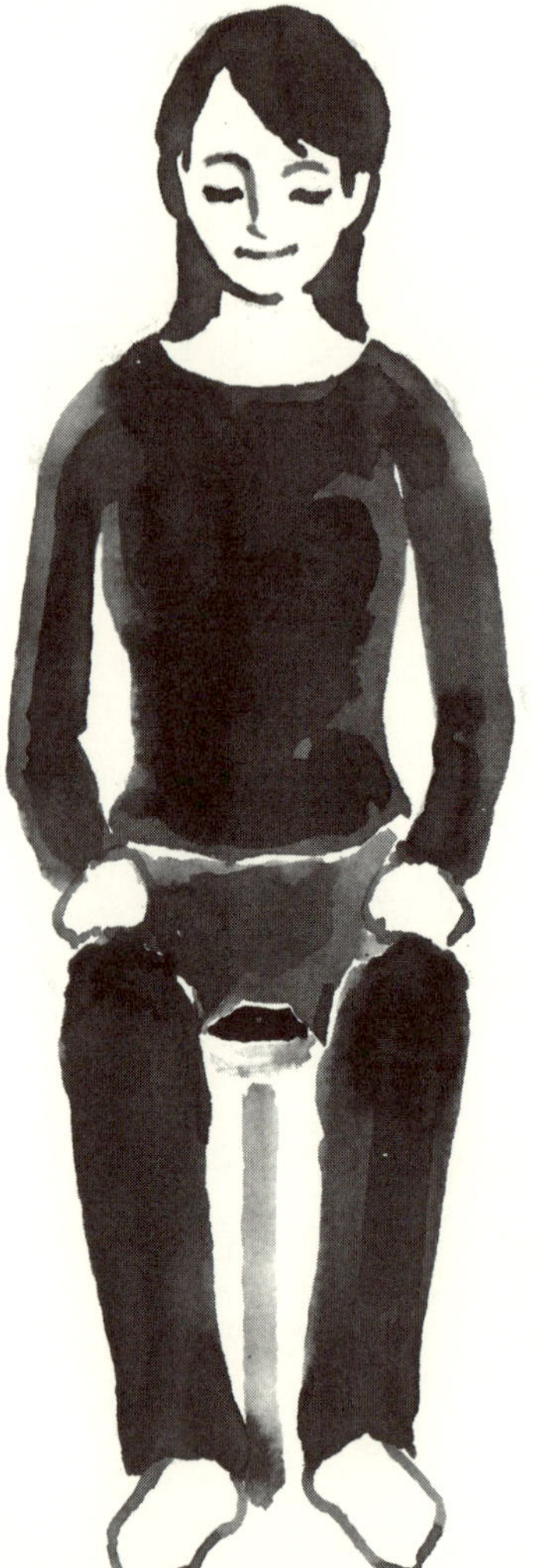

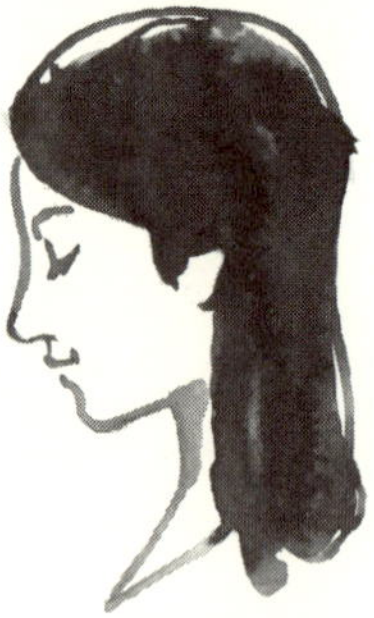

［目を閉じる］

a）

① 部屋のなかで行なうばあいは、素足になる。
② ベッドや椅子に座り、目を閉じる。
③ 首筋、背筋を伸ばし、リラックスする。
④ 両手をひざ上に置く。力はいれない。

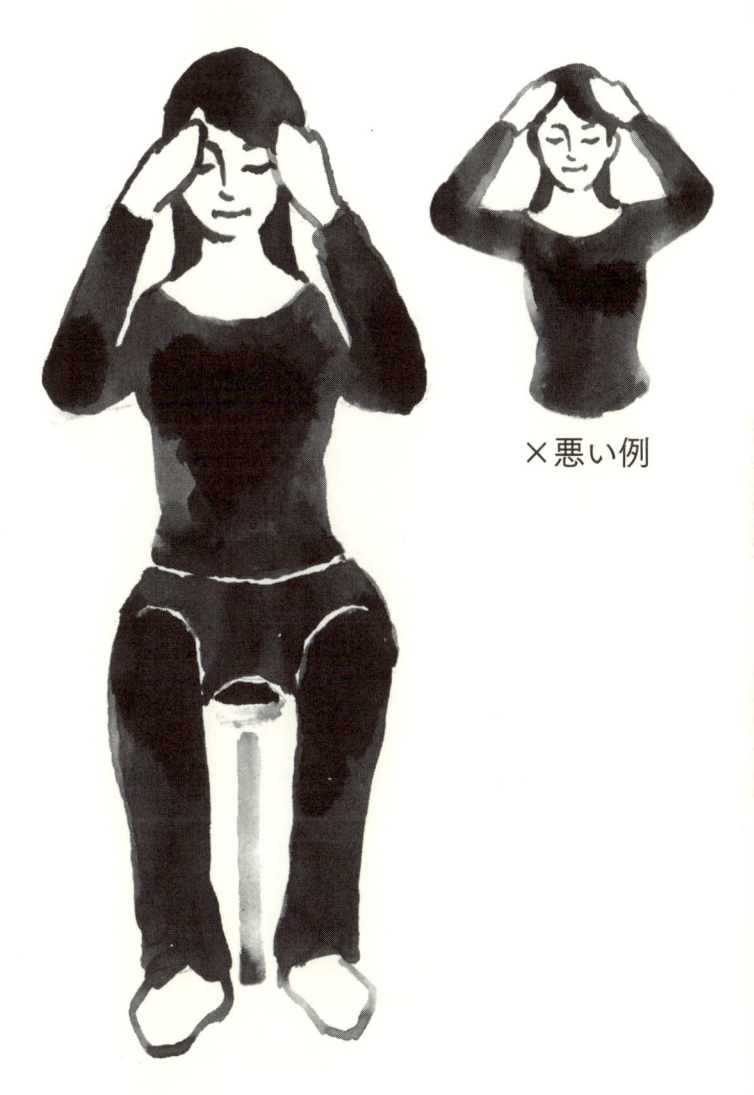

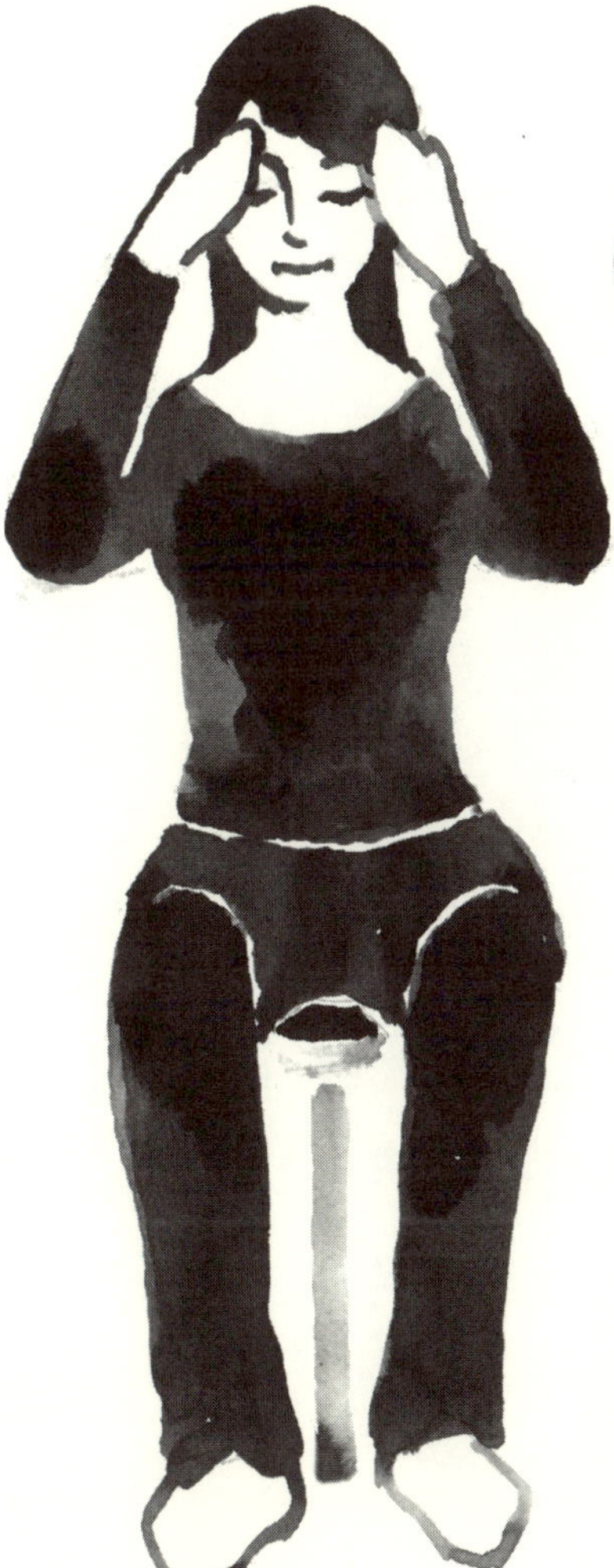

×悪い例

b)
① わきをゆるめて、両手を額、頬の前まで上げる。
② 両手は顔につけない。
③ ひじを柔らかく開くように注意する。

まずは、アルタードの瞑想法の基本を練習しよう。②

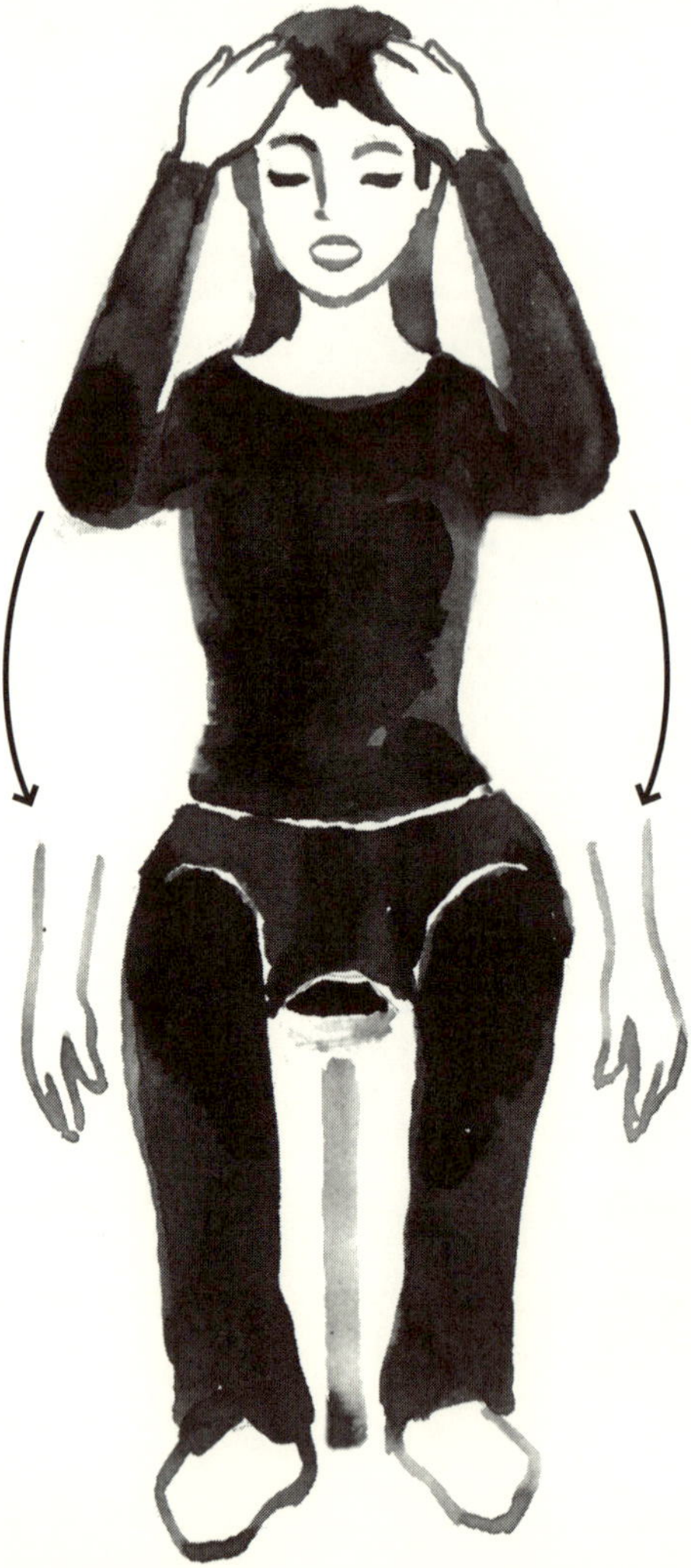

c）
① ゆっくりと手を下ろしながら、「ハ音」を意識して息を吐く。
② 息を吐き切ったら、再び両手を額、頬の前まで上げる。
③ 最初は3回程度を目安に、同じ動作を繰り返す。

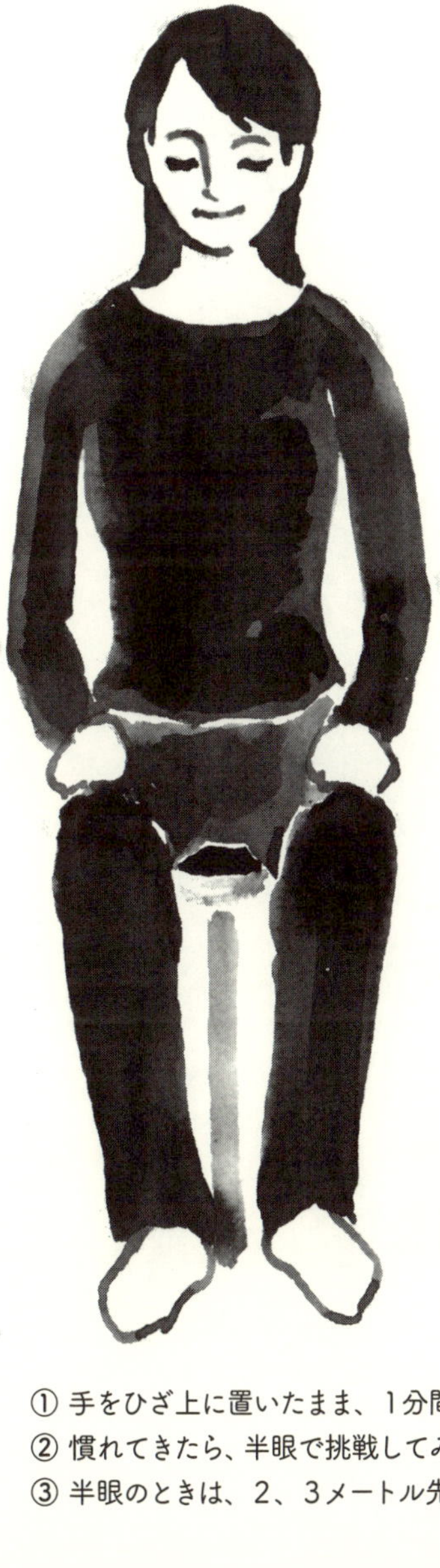

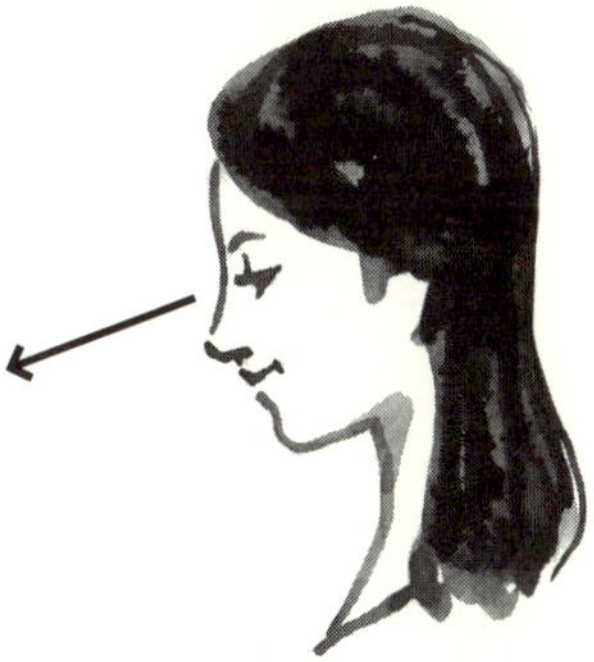

［半眼で挑戦してみよう］

d）

① 手をひざ上に置いたまま、1分間ほど静止する。

② 慣れてきたら、半眼で挑戦してみよう。

③ 半眼のときは、2、3メートル先に視線を落とすつもりで。

まずは、アルタードの瞑想法の基本を練習しよう。③

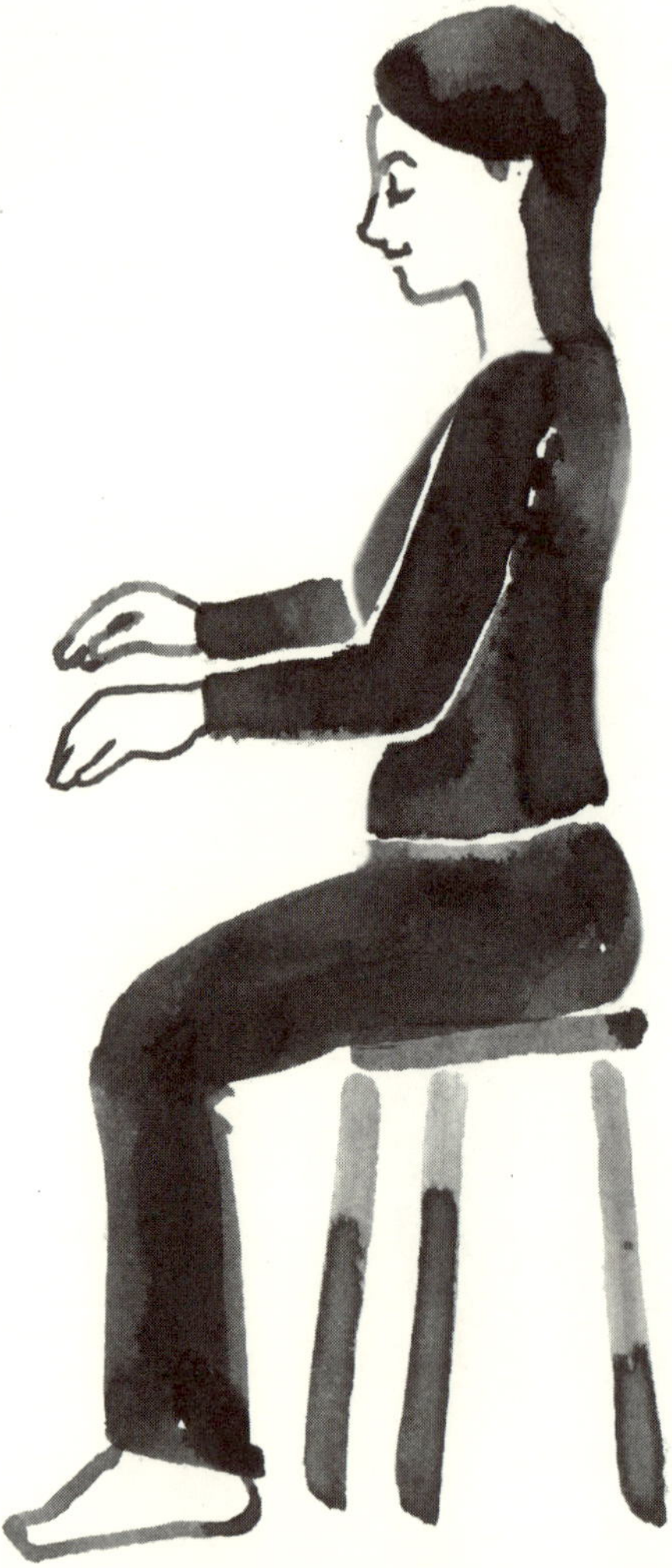

e）

① 手首を10～20回ずつふる。
② b） c） の動作を繰り返す。
③ 呼吸が苦しいときは、無理をしない程度に。

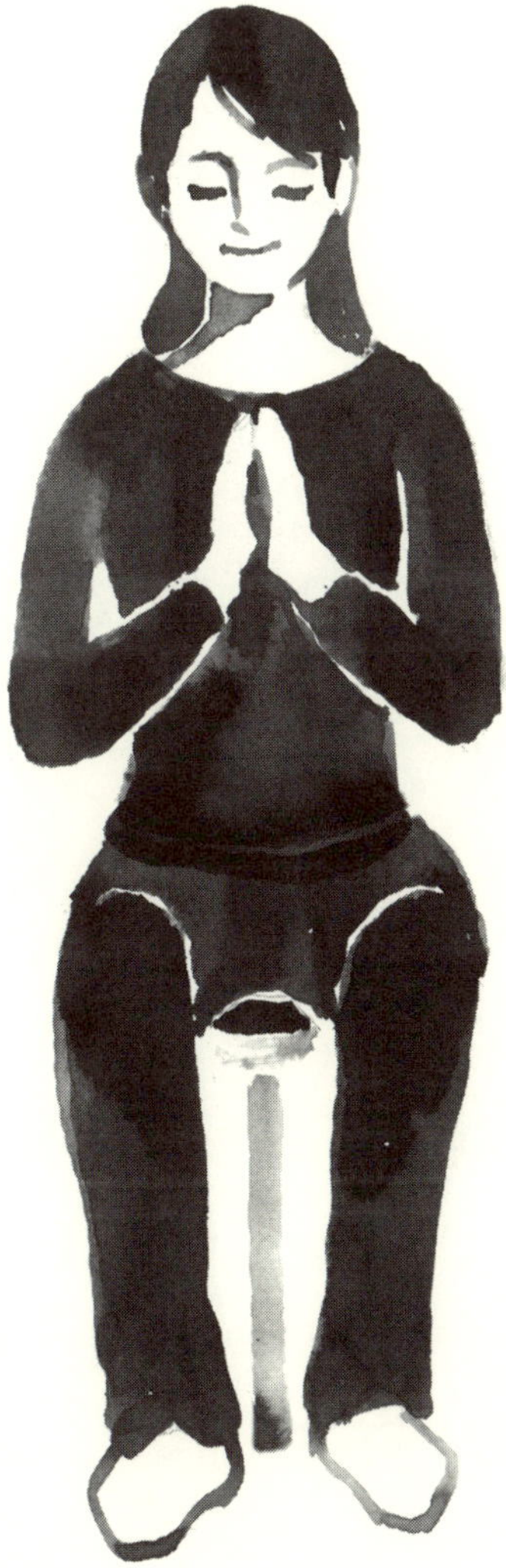

f)	① 胸、おなかのまえで、両手を合わせ、合掌の姿勢をとる。
② 1分間ほどそのままの姿勢で静止する。
③ b） c） の動作を繰り返す

まずは、アルタードの瞑想法の基本を練習しよう。④

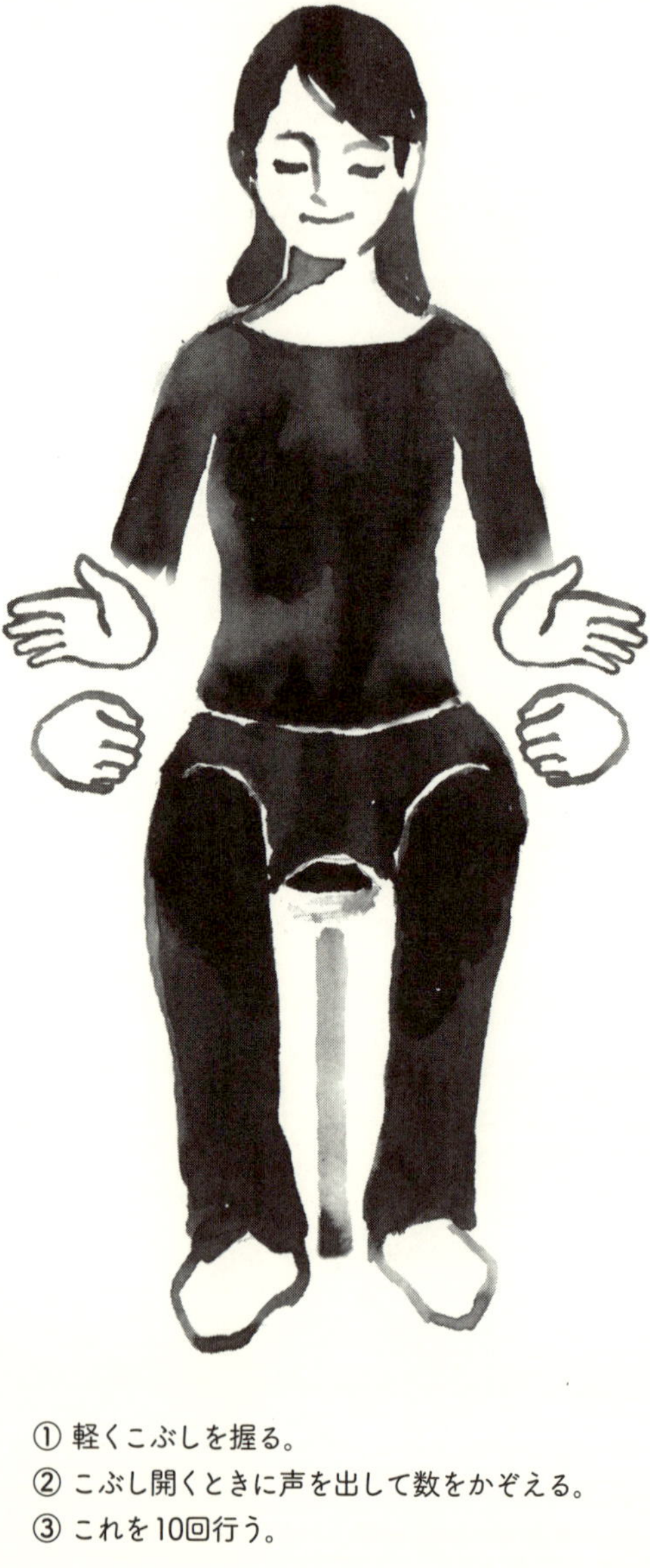

※瞑想を終わらせるときの注意点↓

g)

① 軽くこぶしを握る。

② こぶし開くときに声を出して数をかぞえる。

③ これを10回行う。

瞑想を深めるために手を使う

アルタードの瞑想法では、ほかの瞑想法と同じように、手をふんだんに使います。ただし、誤解しないでいただきたいのは、瞑想状態にはいるために手を使うのではないということです。すでにのべましたが、「ハ音」の呼吸さえ行なえば、特別な動作は必要なく、なにも意識しなくても自然に瞑想状態にはいっていける点が、アルタードの瞑想法の最大の特長であり、メリットなのです。

したがって、アルタードの瞑想法では「ハ音」の呼吸と組み合わせて、手で特別の「型」をつくり、呼吸の働きを補助する手段として活用しています。呼吸によって心と身体がととのうのと同じように、手も、心と身体を深くととのえるのに役立ちます。手を上手に使って、「ハ音」の呼吸をしながら手の「型」を行なうと、それだけで瞑想状態がさらに深まり、瞑想をグレードアップすることができるのです。

手の「型」とは、両手の指を曲げたり組んだりしながら、いろいろな形をつくる一連の手のポーズのことです。瞑想にかぎらず、人類が生んだあまたの心身の技法には、かならずといっていいほど、手の技法や手の「型」がふくまれています。手の「型」のことをサンスクリット語で「ムドラー」といい、日本語では「印契」とか「印相」と呼ばれています。アルタードの瞑想法では手の「型」を四つの系統にまとめています。これについては、あとであらためて説明します。

では、手を使うと、なぜ瞑想状態が深まるのでしょうか。それは、手という器官は脳と密接なつながりをもっているからです。

哲学者のカントは「手は外部に出た脳」といいました。また、「脳は内部化した手」といわれます。私たちの日常生活で手が行なう作業を考えるとわかるように、手はきわめて複雑な動きや、微妙な動きをになわされています。当然、手の動きをつかさどる脳と手指の間には、指先からの情報を脳に伝え、脳から手に動かしかたの指令を伝えるために、数多くの神経回路が通っています。

しかし、そのような解剖学的な事実以上に、手と心は深いつながりがあるのです。たとえば、「楽しい」という言葉は「手伸し」という言葉に由来しています。楽しいと思わず手を伸ばしたり、腕を広げたりするところからきているといわれます。手の動作と気分は、いわば一体になっているのです。

ですから、演劇や舞踊、歌など芸術の世界では、演者の手の動きは感情を伝える表現媒体としてひじょうに重要な役目をしています。名人は手の動き一つで、見る者に感動を与えます。

たとえば、歌舞伎の女形の名手だった、六世中村歌右衛門丈は、手の表情が無類であり、その陰翳は絶品でした。シャンソン歌手のイブ・モンタンは「指先で歌う男」の異名をとったし、美空ひばりさんも手の表情がたいへんゆたかな歌手でした。彼女のものまねに一生をささげたある芸人は、「歌はそっくりにまねができても、彼女のあの手の表情だけは、まねができない。呼吸の違いでしょうね」と語っています。ほかの者には追随を許さない「芸術品」の域に達していたといっていいでしょう。

このような「手の芸術」は、ただ形をなぞっているだけでは、けっして自分のものにすることはできません。中村歌右衛門丈の舞台を見ると、腰がひじょうにしっかりしており、呼吸がたいへん深く、しなやかだったことがわかります。その「手の芸術」は、すばらしい呼吸のたまものなのです。六世は生まれつき腰の左側が脱臼しており、二度にわたって手術を行ないましたが、完全には治らなかったといいます。しかし、舞台ではそんなことはまったく感じさせません。六世は下半身の不自由というハンデを克服するために、ほかの人よりも懸命に稽古にはげんだ結果、自分の力で理想的な呼吸法を見いだし、それにともなってゆたかな「手の芸術」を身につけることができたのだと思います。

これらは芸能を例にとった手の話ですが、さらにおもしろいのは、手の動きによって自分の精神状態を変えることができるという点です。「手を動かすと精神状態が変わる」といわれても、すぐに納得いかないかもしれません。しかし、これは私たちが日常的に行なっている行為なのです。

その代表例が「手を合わせるポーズ」です。仏壇や祭壇の前でなくても、目を閉じて手を合わせると、心が落ち着いて、静かな気分になるという経験をした人は多いでしょう。手を合わせるポーズは、お祈りのときの姿勢として、多くの宗教に共通して見られます。これは、手を合わせると、雑念が追い払われて敬けんな気持ちが生まれることが、洋の東西を問わず、古くから経験的に知られていたことを示しています。

心配ごとがあったり、不安な気分におそわれたりしたときに、自分でも気づかないうちに両手を合わせて指を組んでいたことがありませんか。これも手を合わせるポーズと同じように、気分を沈める効果があるのです。

手を合わせるポーズには、精神を統一し、集中力を高める効果があるのです。その証拠に、禅や修験道をはじめ、多くの瞑想の技法でも、精神統一のために使われています。アルタードの瞑想法でも瞑想を深めるための重要なポーズとして、手を合わせるポーズを採用しています。

瞑想の基本的な手順のなかにある、「自然なかたちで両手のひらを胸の前で合わせ、合掌する」というのが、それにあたります。ほかにも、「両手を合わせて顔の前まで上げる」という手のポーズも、たいせつなポイントになっています。

手は純粋なエネルギー器官

では、なぜ手のひらを合わせると瞑想力が高まるのでしょうか。その理由は、手や手のひらがエネルギーを放出し、エネルギーをキャッチすることのできる「純粋なエネルギー器官」になるからです。

より深い瞑想状態にはいるための、手の使い方

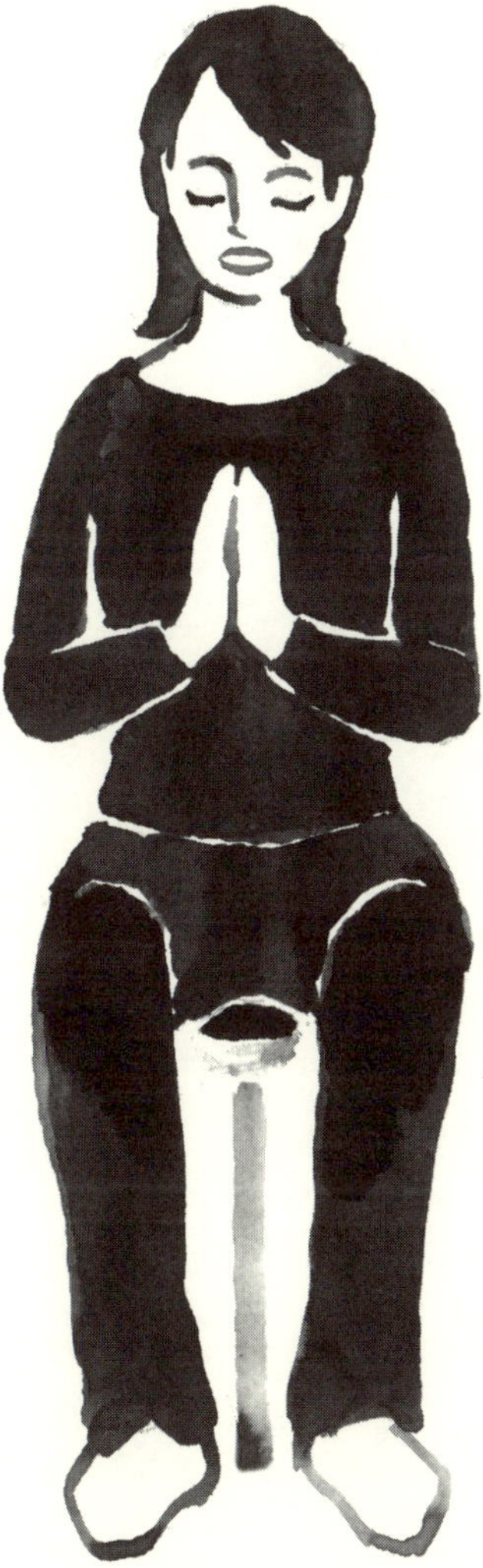

① アルタードの瞑想法の基本に慣れたら、
合掌しながら「ハ音」の呼吸を行なう。
② 集中力が増すことで、エネルギーレベルが上がる。

手もまた丹田なのです。

電池ではプラスの電極とマイナスの電極をつなぐと、電気というエネルギーが発生します。手のひらを合わせるときも、これと同じことが起こっているといえます。エネルギー器官である手のひらどうしを合わせると、より大きなエネルギーが生まれ、そのエネルギーが両方の手のひらを入口として、全身に広がっていくのです。

アルタードの瞑想法では手はエネルギー器官として、手をフルに活用します。「手は外部に出た脳」という段階よりもずっと深いレベルへと、手の働きが拡張されていくわけです。いうまでもなく、エネルギー器官としての手の働きは、「握る」「ふれる」「つかむ」「なでる」「押す」などの日常の手の用途とは違います。そこで、ふだんのこれらの手の用途から、いったん遮断することがたいせつになってきます。

感覚遮断というと、いわゆる意識の方面のことをいうばあいが多いのですが、手も上手に使うと、感覚遮断のメディアとしておおいに威力をもつようになるのです。

手には「癒し」の力もある

手のエネルギー強度が鋭くなると、いわゆる「手当て」療法ができるようになります。テレビなどで気功師が実演しているのを見たことがある人は多いと思いますが、その原理をかんたんに説明すると次のようになります。

近代西洋医学では、特定の臓器や器官に異常が発生すると病気になると考えますが、東洋的な疾病観では、身体全体の調和やリズムの乱れが病気を引き起こすと考えます。つまり、体全体を流れるエネルギーの弱まり、ゆがみ、よどみ、滞りを病気の原因と見るのです。川の水が山から平地へと流れゆくように、エネルギーも高いところから低いところへ流れるという特性があります。これを利用したのが「手当て」療法です。エネルギーを汲みあげることに長けた人（高いエネルギーをもつ人）が、病人や患部をかかえた人（エネルギーの低い人）に手を当ててエネルギーを送ると、そこにエネルギー差が生じて、わるい箇所が癒されていくのです。

その意味で「手当て」療法は、エネルギー器官としての手の働きをもっともわかりやすく示す例といえるでしょう。私も二十数年ほどまえ、実験もかねて「手当て」療法ばかりを行なっていた時期がありました。「ハ音」の呼吸を発見するまえのことで、理想の瞑想法を模索していたころの話です。

たしかに、患者さんのわるい箇所に手を当ててエネルギーを注ぐと、患部をかかえた人は癒えます。あまりにもよく「治る」のでおもしろくなって、ついのめりこんでしまいましたが、そのうちにハタと「こんなことを続けていても意味がない」と気づいたのです。

病気になるのは、突きつめると、その人の全身におけるエネルギーの流れや、その人がもっているエネルギーの強弱という問題に行きつきます。先にのべたように、体内のエネルギー・バランスがわるかったり、エネルギーの流れが滞っていたりすると、病気というかたちになってあらわれるのです。

したがって、患部にエネルギーを送って病気が治ったとしても、その場しのぎの「対症療法」にすぎません。病気を引き起こした根本的な原因である、全身のエネルギーの流れという問題を解決しなければ、その人はふたたび同じ病気に悩まされるか、ちがうかたちで障害が出て苦しむことになります。根本的な原因を解決するには、患者さん自身が「自分で自分を治す」コツを身につける以外にありません。

そのためには、これまでに修得した瞑想の技術を体系化し、瞑想になじみのない一般の人にもできるような、エネルギーを高めるための瞑想法を提示してあげるのがいちばんいい。私はそう考え、「手当て」療法をあまりやらなくなったのです。

聖書を読むとキリストも「手当て」をやっていたことがわかります。しかし、「あなたの信仰が癒したのです」というのを忘れませんでした。中世の聖者もみな、「癒しの術」を使っていたとはいえ、病人の生きかたを一変させるための「よすが」として行なっていたのです。彼らにとって「癒しの術」は「信仰のあかし」という目的のための手段にすぎませんでした。この点を忘れると、すぐに迷信がはびこることになります。

私のばあいも「手当て」療法は、瞑想のすばらしさを知ってもらうための手段として始めたことでした。しかし、私のもとに来る人にとっては、病気を治してもらうのが先決で、症状が消えると「瞑想なんて私には関係ない」と、治ったとたん来なくなってしまいます。手段だけがひとり歩きしてしまっていました。

もう一つ、問題がありました。「手当て」療法を行なうことは、他人にエネルギーを与えることです。自分自身で注意して、よほどいい状態にととのえておかないと、癒す側である私のほうがボロボロになってしまうのです。また、前項で「手はエネルギーをキャッチする器官でもある」と書きましたが、「手当て」療法をすると、患者さんがもっているわるいエネルギーが私のほうにはいってくることもありました。それぐらい、エネルギーにたいして高度に敏感になってしまうのです。私自身やインストラクターが消耗してしまうので、とてもじゃないが長年続けることはできない、という面もあったのです。

これらの反省から、私は現在、「手当て」療法をほとんどしていません。ただ、「はじめに瞑想ありき」という教訓が得られたことや、根元的エネルギーに関する認識が深められたことは、おおいにプラスになったと思っています。

手に伝わるエネルギーが自然治癒力を高める

わざわざ気功師や私の手を借りなくても、瞑想をすればだれでも自然治癒力が高まります。からだの不調を癒す、かんたんなやりかたをいくつか紹介しましょう。

手のひらを身体の痛い箇所や調子のわるい箇所に当てているだけでも、ずいぶん改善されます。たとえば肩が痛いばあいは、二〇分~四〇分ぐらい肩に手をおいておくと、原因がそれほど深刻でないときは、たいてい痛みがなくなります。お腹が痛いときも、同じように手をお腹に当てておきます。時間は長くかかりますが、これは気功師などがやる療法と同じ原理です。

つまり、手にはエネルギーをキャッチする能力がありますから、同じ身体であっても、ほかの器官よりもエネルギーが高いのです。手のもつエネルギーが一〇で、不調な箇所のエネルギーが三とすれば、七の落差があります。その落差の分だけエネルギーが流れていきますから、不調が改善するのです。

「エネルギーが流れていく」というと、不調な箇所にエネルギーが充電されるようなイメージを描かれるかもしれませんが、そうではありません。手からエネルギーのバイブレーションを受けて、不調な箇所のエネルギーの流れがよくなるといったほうが正確でしょう。エネルギーがとどこおりがちだ

「手当て」でからだの不調が改善される

A）① こりや痛みのある箇所に、
軽く手をあてる。
② 10分から30分ほど、
そのままの姿勢を維持する。

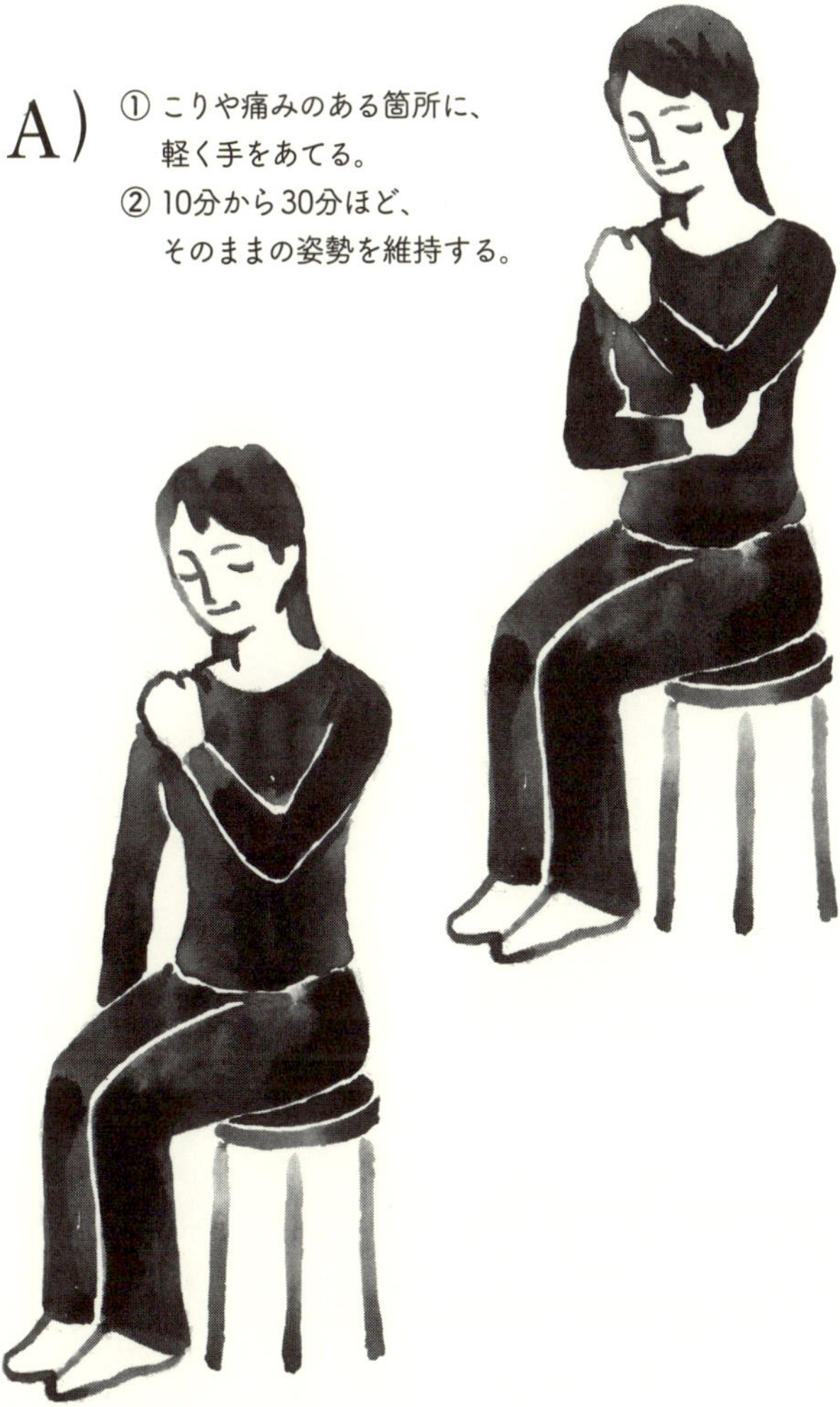

B）① 症状が改善されたら、
アルタードの瞑想法の基本を行なう。

った箇所の流れがよくなることによって、身体全体のエネルギーの流れがスムーズになるのです。

このほか、不調な箇所に見合った姿勢をとることによって改善するやりかたもいくつかあります。肩がこっているときは、手のひらを上にして両手を頭上で組み、そのままぐっと上に伸ばします。そして約一分間、このポーズを保ちます。終わったら手をいったんダランとさせ、その後、前述のようにゆっくり手を額の前まで上げて「ハ音」の呼吸で瞑想します。この方法を習慣づけると、ほとんどの肩こりは解消します。生まれつき肩こりの体質の人は別ですが大人になってから肩がこるようになった人や、仕事がら肩こりがなかなかとれなくなってしまった人などにはとても有効です。

また、頭が混乱しているときやぼんやりしているときは、手のひらの頭脳線が走っているところを親指以外の指で痛みを感じるくらいグッと押します。親指は、目いっぱい力を入れて水平につっぱります。そのとき脇をしめて、ひじを身体につけ、一分ほど続けます。そして、肩こりのばあいと同じように、額の前までゆっくり手を上げて、「ハ音」の呼吸をすると、おどろくほど、頭もすっきりするのです。

すべてに共通するのは、ポーズをしたあとにかならず「ハ音」の呼吸をして解消するという点です。それをしなければ、ただの指回し運動やストレッチと同じになってしまいます。瞑想をしないばあいも、手の運動はかならず「ハ音」の呼吸といっしょに行なってください。「ハ音」の呼吸との相乗効果があるからこそ、たんなる運動よりも大きな効果が生まれるのです。

じっさいにこれらのポーズをやってみていただくとわかると思いますが、ひとくちに一分間といっても、意外ときついことに驚かれるでしょう。とくに、肩こり解消のポーズなどは、日ごろスポーツを熱心にやっている人のほうが、かえって苦しがるようです。スポーツとは使う筋肉がちがうせいでしょう。

そのような人でも、いやがらずに定期的にやっていただきたいと思います。腰から上、背筋全体がスーッとのびるので、身体にとてもいいのです。休憩時間にふと思いついたときなど、ちょっとした機会を見つけて実践してみてください。

私のセミナーの生徒さんは、八〇歳を超えた人でも楽々とこれらのポーズをこなしています。「ハ音」の呼吸や瞑想が上手になってくると、身体全体がひじょうにやわらかくなって、身体のどの部分にも手が届くようになります。

アルタード瞑想法で使う手の「型」

アルタードの瞑想法では、手の「型」を四大系統にまとめています。先のイラストに示してある「華雲十娟」をはじめとする、「掌妙十菜」「指心十聚」「翠弦相似」の四つです。各ポーズには、伝統的な「ムドラー（印契）」から取り入れたものもあれば、私が独自に開発したものもあります。本書では、効果のわかりやすい「華雲十娟」を紹介しています。「ハ音」の呼吸になれたら、ぜひ試してみてください。

このように四つの系統に分けたのは、手の型を変えることでエネルギーの流れを汲みあげるためです。人間の目からみるとエネルギーには無限の働きがあり、その流れも一様ではありません。さまざまな流れと働きをもつ根元的エネルギーを最大限にとりこめるようにした技法が、四つの系統からなるアルタードの瞑想法独自の手の「型」であるといえます。

敏感な人は最初から、手の「型」を変えることで、ちがう流れのなかでエネルギーを汲みあげていることに気づくでしょう。また、手の「型」を変えることによって、「指先を伸ばすとふわんとした温かい感じがする」「手を合わせて呼吸をすると心が落ち着いてくる」など、いろいろな感想を聞くことができました。たとえ初心者であっても、それぞれの手の「型」がちがう意味をもっているということに気づいてくれるようです。

また、人差し指を使ったポーズが多いことも特色のひとつになっています。これには理由があり、じつは五本の指のなかで、人差し指には圧力を感知するパチニー小体がもっとも多く分布し、いちばん感覚が鋭いといわれています。そのため、アルタードの瞑想法においても、人差し指はとくに重要な意味をもっているのです。

四つの手の「型」は、それぞれ十のポーズで構成されています。それぞれ一から十までで、全体として一つの流れができるようになっていますが、かならずしも最初から最後まですべてやらなければいけないというものではありません。各ポーズをとっている時間も、とくに決まりはありません。最初は一～二分をめやすに行ない、姿勢を変えるときには後述する「ほぐしの体操」を行なって、身体が緊張状態にならないように気をつけてください。

私のセミナーでも、一つの「型」を一分間ほど続けたあと、いったん手をおろして「ハ音」の呼吸をしばらくやり、間をおいてから次の「型」に移ったり、二分ほどで一から十までのポーズをよどみなく続けたりと、臨機応変にいろいろなやりかたをしています。

イラストを見て手の「型」をやってみると、かなりきついと感じる姿勢や、痛みを覚えてなかなかうまくできないケースも出てくると思います。しかし、あまり心配しなくてもいいでしょう。手の「型」は、瞑想を行なっていくうちにだんだん楽になります。関節や筋肉のこわばりがとれて、やわらかくなっていくからです。

また、「型」によっては立って行なったほうが楽なものもあります。そのばあいは、かならず両足を肩幅ぐらいに開いて立つようにしてください。それがいちばん安定する立ちかただからです。

手の「型」を行なうときに注意しなければいけないのは、ぜったいに肩やひじをはらないということです。これは手の「型」にかぎらず、瞑想中に腕を上げ下げするときや、立って瞑想を行なうときにも共通する原則です。

アルタード瞑想法の手の型「華《か》雲《うん》十《じっ》娟《けん》」

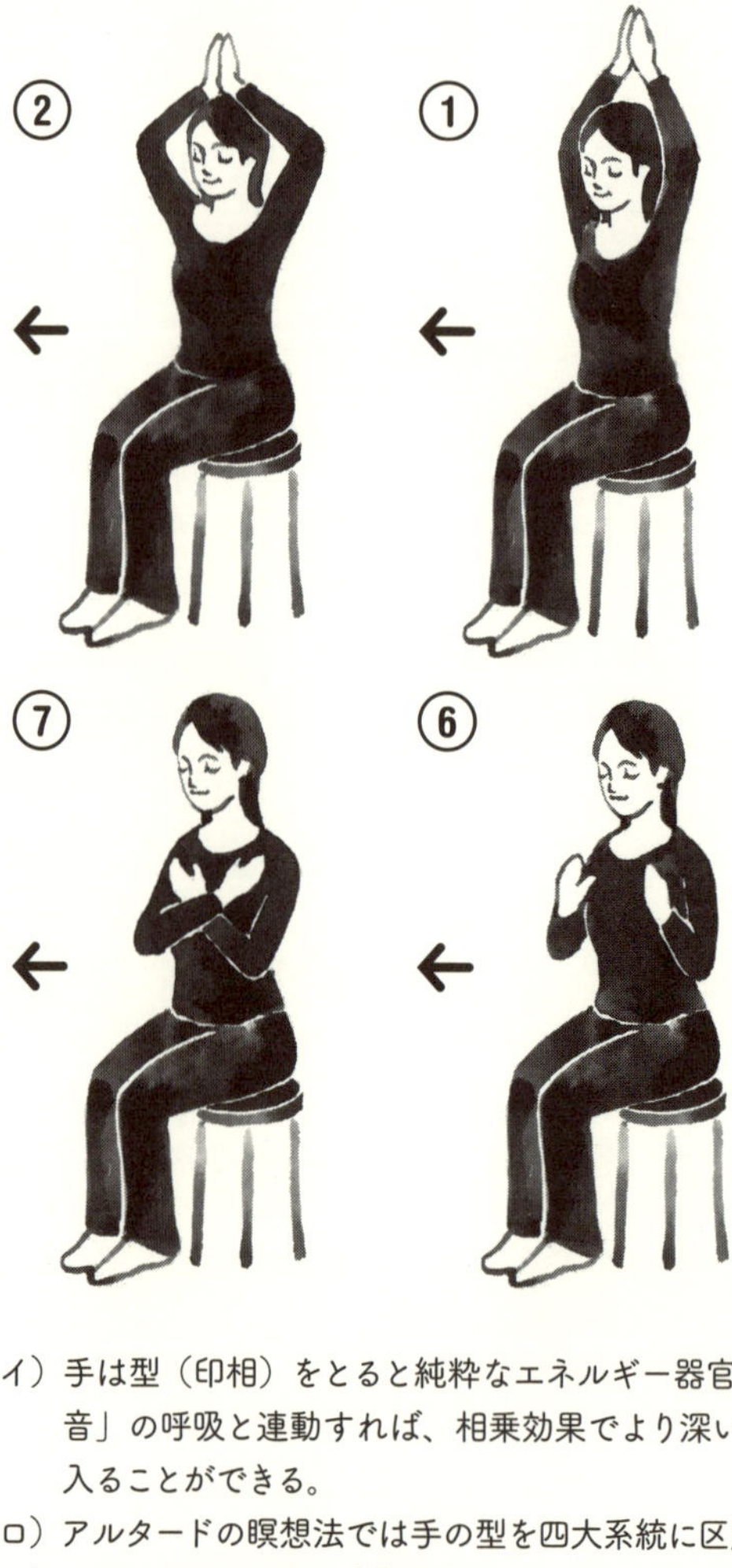

イ）手は型（印相）をとると純粋なエネルギー器官となる。「ハ音」の呼吸と連動すれば、相乗効果でより深い瞑想状態に入ることができる。

ロ）アルタードの瞑想法では手の型を四大系統に区別する。

ハ）イラストはこのうち「華雲十娟」と呼称する系統で、セミナーでの使用頻度も最も高い。

※アルタードの瞑想法の基本をマスターしたら、手のポーズを変えながら、左記の順序に従って、深い瞑想を行なう。「ハ音」の呼吸、手首のストレッチを怠らないように注意すること。

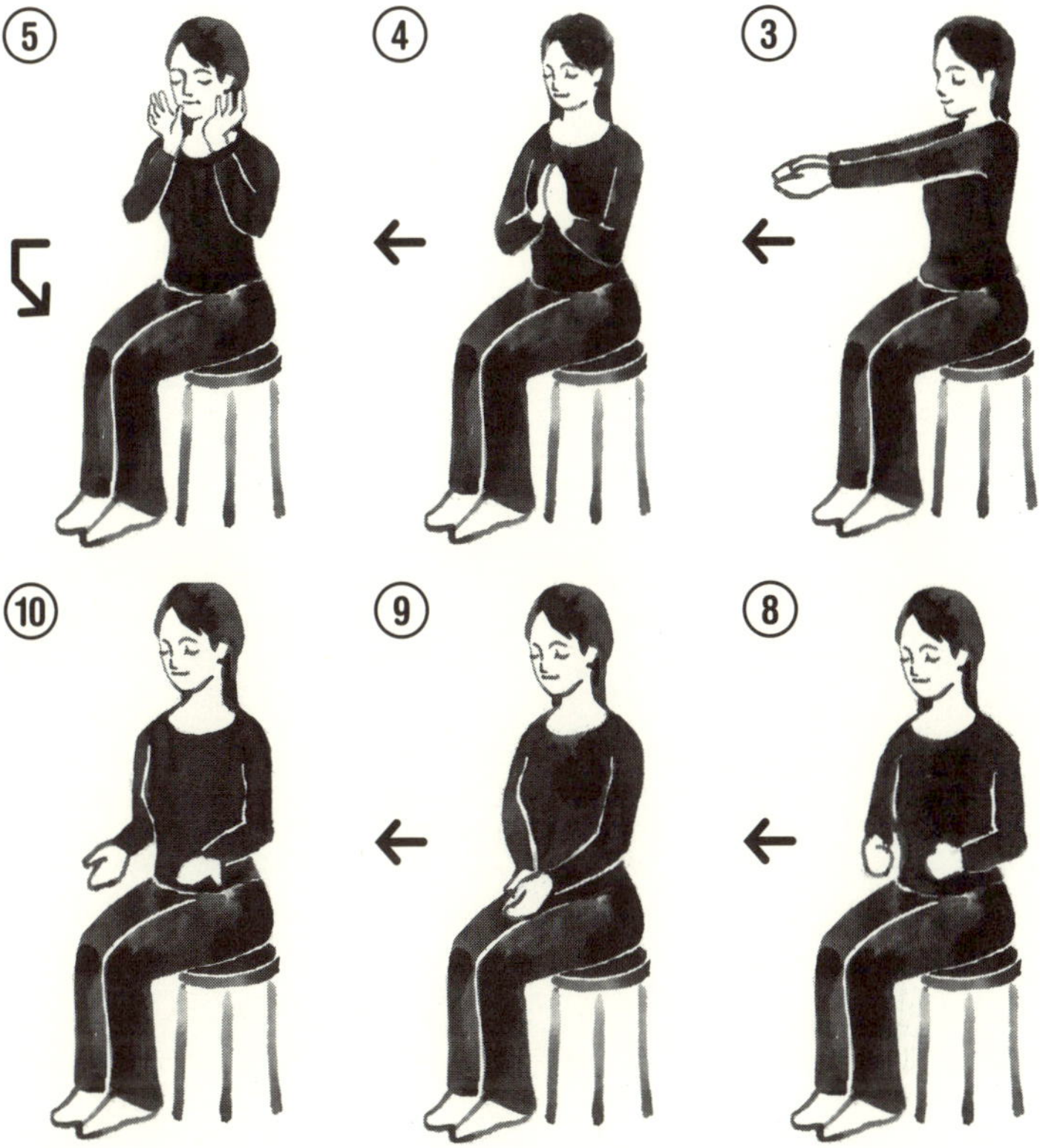

① 頭上で両手を合わせる。
② ①の姿勢から、ひじを曲げて両手を落とす。
③ 手を合わせたまま、腕を前方に伸ばす。
④ 胸、あるいはお腹のまえで合掌する。
⑤ 花が咲くように、顔の下で両手を広げる。
⑥ 胸のまえで、向かい合わせたまま手と手を少し離す。
⑦ 胸のまえで両方の手を交差する。手のひらは胸のほうに向ける。
⑧ おなかのまえで両方のこぶしを軽く握る。
⑨ 指先を前方に向けて、両手を合わせる。
⑩ お腹のまえで、両手を天井のほうに広げる。

肩やひじをはると、余分な力がはいってしまいます。余分な力がはいると、「型」がとりにくくなるだけでなく、エネルギーの流れが寸断され、分散されてしまうのです。身体全体をリラックスさせて行なってください。

もう一つ、覚えておいていただきたい注意点があります。この章の最初にのべたように、手の「型」はあくまで、瞑想状態をさらに深めていくための補助手段です。アルタードの瞑想法の基本である「ハ音」の呼吸法といっしょに行なわなければ、いくら手の「型」が上手にできても、瞑想状態にはいるための効力を十分に発揮できません。

「ハ音」の呼吸をしながら、手の「型」を行なうばあいはなにも問題はありません。それがうまくできないばあいは、まず、一つの「型」を何分か維持します。その後に手をダランと下げて「ハ音」の呼吸をします。そうすると、ポーズをしている間に痛みやこりを感じることがあっても、すぐにスーッと消えてしまいます。これを続けていると、手の「型」による瞑想効果がどんどん実感できるようになるでしょう。

ドアのノブや階段の手すりなどの金属にふれると、静電気でビリッときやすい人がいます。アルタードの瞑想法では、その人が敏感であるというよりも体内の電気活動のバランスがわるいために起こると考えます。

手の「型」に習熟すると、体内のエネルギー・バランスがとてもよくなってきます。身体の機能が円滑になって健康になるのはもちろん、頭が冴えてくるのでいろいろなアイデアが浮かびます。

「こんなにたくさんあっては、とても覚えられない」と感じる人がいるかもしれませんが、最初から全部覚えなければいけないと思う必要はありません。瞑想を行なっているときは意識レベルが下がるので、私だってたまに忘れてしまうことがあります。セミナーではときどき、「いち、に、さん……」と数えながら、みんなで手の「型」の練習をすることにしています。無理に暗記しようとすると、意識がそこにとらわれ肝腎の瞑想効果が得られなくなるリスクがあります。一人でやるばあい、イラストを見ながら練習してもまったく問題はありません。

手の「型」の習熟を目指す

瞑想のときに手の「型」を使うことによって、手のエネルギー強度が高まることは前述しました。いろいろな「型」がありますが、型を変えることによって、感覚もちがったものになります。いろいろな感覚を経験することによって、手のエネルギー感度が磨かれていくのです。

その結果、手をとおしてさまざまな色合のエネルギーが乱舞しているということが、実感できるようになります。さらに、宇宙大自然に満ちるエネルギーや深層意識の奥底に秘められたエネルギーと交感し、それを自分のなかに喚びこむ力もそなわっていきます。このようなレベルになると、瞑想はひじょうに深い境地に達し、宇宙の深淵にじかにふれるような感覚を体験することができます。

「指先に目をもつ」といったのはフランスの思想家ルソーでしたが、アルタードの瞑想法によってエネルギーと手の共鳴共振が身につくと、手自身があたかも目であるかのように、手と目が連動するようになります。それによって、手は一つの「知恵の器官」へと高められるのです。

歌人の石川啄木は「いのちなき砂のかなしさよ　さらさらと　握れば指のあいだより落つ」という歌を詠んでいます。これは湯川秀樹博士がとても賞賛した、手にまつわる短歌の傑作です。啄木といえば、貧困と孤独を詠んだ「じっと手を見る」の歌が有名ですが、先に挙げた歌には、まさに「手の宇宙性」と表現してもいいほどの広がりと深さが示唆されています。

また、禅僧で曹洞宗の開祖である道元は「放てば手に満てり」という言葉を残しています。勝手な解釈をさせてもらえば、「放てば」というのは手の「型」をつくることであり、「満てり」とは手が体感する宇宙大自然に満ちるエネルギーといっていいでしょう。

瞑想を重ね、手の「型」に習熟することによって、私たちも啄木が詠んだような手の宇宙性を実感し、道元と同じように、手をとおして宇宙大自然を通路とするエネルギーと交感できるようになるのです。

関節は呼吸を深くする

手と同様に、アルタードの瞑想法では身体の関節を上手に使い、よりいっそう瞑想効果を高めるというやりかたをします。

関節は俗に「身体の節々」ともいいます。風邪などをひくと、体の節々が痛みますが、これはけっしてわるいことではありません。まえにも述べたように、風邪は「仮の病」であり、高熱が出るのは体全体の熱バランスをととのえるという役割があるのです。身体が本来もっている自然治癒力が働いているということもできるのです。

関節は「器官と器官のつなぎ目」です。ホースの継ぎ目で水もれや内容物のつまりが起こりやすいように、関節は身体のエネルギーの流れが滞りやすい場所です。熱がでて節々が痛むのは、そのようなエネルギーの滞りやゆがみを修復しようとする、自然治癒力の働きによるものです。

多忙な現代人は「風邪は病気だ」と思い、ちょっとでも熱やせきが出るとすぐに薬を飲んで症状を改善しようとします。しかし、人体が秘めている自然治癒力という観点からすると、せっかくの機会をのがしてしまっているのです。

私のセミナーでは自然治癒力の声に耳をかたむけ、関節を使う瞑想も行なっています。身体には多くの関節がありますが、私がとくに注目し、じっさいの瞑想にとりいれているのは首、肩、手首、ひじ、指間、ひざです。このほか股関節や足首などはひじょうにたいせつな意味をもつ場所ですが、これらの関節は残念ながら瞑想で使うことができません。それをカバーする意味で、股関節と足首に関しては「ほぐしの体操」でやわらかくするように指導しています。

では、じっさいにアルタードの瞑想法では関節がどのように使われているか、紹介することにしましょう。もちろん、手の使いかたと同じで、動作を行なう最中、あるいはその前後にはかならず、「ハ音」の呼吸を行なうのが大原則です。「ハ音」の呼吸と関節の動作を組み合わせて行なうことによってはじめて、たんなる運動以上の効果を生みだすことができるのです。つまり、瞑想をより深めることが可能になるのです。

基本的な瞑想の手順では、両手を額の前まで上げてから、ゆっくりと手を下しながら「ハ音」の呼吸を行なう動作を二〜三回くり返したあと、手首を使う動作をやります。腕をひじのところで水平に曲げて、手首をぶらぶら振るという動作です。

まえにのべたように、手は脳に直結していますから、手首を振ることによって、手首をとおるエネルギーの流れをスムーズにすると、より早く瞑想状態にはいることができるという効果があるのです。動作だけ見ると、たんなる「手首の運動」としか映らないかもしれませんが、「ハ音」の呼吸とあわせてじっさいにやっていただくと、瞑想の導入としてひじょうに効果的であることがおわかりいただけるでしょう。

ひざを使うばあいは、まず「ハ音」の呼吸を何度か行ないます。意識レベルが下がったところで両ひざをピタリとつけて立った状態で行ないます。ひじをはらないよう注意して、両手は力をいれずに下げておきます。この姿勢でやわらかく目を閉じて、こんどは手のひらをひざのお皿の部分におき、ゆっくりとひざを曲げます。ちょうど屈折運動とよく似た動作を行なうわけです。回数を声に出して数えながら、これを三〇回ほどくり返し行ないます。三〇回やり終えたら、立った姿勢のままでいます。

この時点で、すでに瞑想状態にはいることがあります。瞑想状態にはいると、体が揺れだします。生徒さんに感想を聞くと、「体がフワリと浮き上がるような感覚がきた」「体のなかにエネルギーが渦巻いているような感じがした」といった答えがかえってきます。

瞑想は内臓を強くする

前の項を読んでお気づきになった人も多いかと思いますが、私がここでいう「関節のやわらかさ」「腰のやわらかさ」「体のやわらかさ」とは、スポーツや武道などでいう、「体のやわらかさ」とはちがう意味をもっています。

スポーツでいう「体のやわらかさ」「体の柔軟性」は、おもに筋肉のやわらかさをさします。関節についても関節自体のやわらかさではなく、「関節をどれだけ曲げられるか」といったように、あくまでも筋肉に重点をおく考えかたをします。

このときに問題になる筋肉は「骨格筋」のことです。骨格筋というのは、太ももの筋肉や腕の筋肉など、自分の意志で動かすことのできる随意筋をさします。

ところが、アルタードの瞑想法でいう「体のやわらかさ」とは、エネルギーを受けとめ、吸収しうる「体のやわらかさ」のことです。生命力の強さや活動力のゆたかさといった、エネルギーという観点から見た「体のやわらかさ」なのです。

ここでは、骨格筋よりもむしろ内臓筋（平滑筋）や深層（インナー・マッスル）筋のほうが重要な意味をもっています。内臓筋とは、心臓の筋肉や胃腸の筋肉など、自分の意志の力で動かすことのできない不随意筋をさします。そして、なによりも、「エネルギーの中枢器官」、つまり三つの丹田のやわらかさがもっとも重要なポイントになります。したがって、アルタードの瞑想法では関節のやわらかさというのは、体内のエネルギー経路のつなぎ目がきちんと働いているかどうかという意味で、とてもたいせつなのです。

アルタードの瞑想法でいう「体のやわらかさ」はスポーツで要求されるものとは別種なので、スポーツマンとしては優秀な人なのに、アルタードの瞑想法のポーズはうまくできないというケースがしばしばあります。私のセミナーにスポーツ選手が習いにくることがあります。以前、ボクシングの元日本チャンピオンが体験セミナーで訪れたときには、一時間程度の軽いメニューにもかかわらず、終わったときには相当ぐったりしていました。特別な運動をしていない八〇歳の人が苦もなくできる「型」が、きつくてできないというスポーツ選手もいました。

たとえば、先に述べた、肩こり解消のポーズも、スポーツ選手のほうがかえってできなかったりします。とくに、肩に筋肉がつきすぎているラグビー選手などは、つらいようです。スポーツでは競技に応じて特定の筋肉を過剰に鍛えるので、筋肉のつきかたがアンバランスになってしまっているのです。

しかし、たとえスポーツであっても、道をきわめて一流選手や達人の域に達するには、瞑想でいう「体のやわらかさ」を身につけることが必須の条件になってきます。なぜなら、理想の技や型（フォーム）は、通常の脳や筋肉の状態では、とうてい身につけることができないからです。

スポーツ生理学の研究がすすみ、優れたアスリートたちは、むやみに筋肉をつけるのではなく、体幹を鍛えることで飛躍を遂げました。体幹は、瞑想の世界でいう下丹田とつながりがあります。力の源になる下丹田の強化は、スポーツ選手にとって必須です。

スポーツや武道できびしい練習を重ねるのは、禅の修行の過程に似ています。方法はちがいますが、最終的な目的はどちらも、身体を極限まで酷使して疲労困憊の状態までもっていき、通常の意識水準を低下せしめ、感覚と運動をゆるやかにして、純粋な身体能力を目覚めさせようという点にあります。

極限の疲労は脳の低酸素状態をまねき、脳は通常の働きから解放されます。そうなってはじめて、ありきたりの脳の動きではできないような理想の技や型が修得できるのです。

先の「感覚と運動をゆるやかにして」という状態は、力みや肩の力が抜けた状態といいかえることができます。ふつうの選手は、いくらコーチから「体をリラックスさせなさい」「肩やひじの力を抜きなさい」と指導を受けても、「力を抜かなければならない」とかえって意識してしまい逆効果になることが多いのです。「ハードな練習を重ねて、やっと肩の力を抜くとはどういうことかわかった」という選手がいますが、これは極限の運動によって一種の瞑想状態にはいり、そこで得た結果なのです。力を入れることはできても、力を抜くことはかんたんなことではないのです。

スポーツでは疲労を最小限に防ぎ、高い競技能力をつけるために、そのジャンルで要求される骨筋のやわらかさをそなえていることが第一条件になりますが、最終的には「体のやわらかさ」が問題になるのです。また、興味深いことに「超一流」といわれる選手は、生まれながらにして「エネルギーの中枢器官」が開かれているばあいが多いのです。つまり、そういう人たちには、瞑想によって身につく能力が生まれつきそなわっているということになります。

このように、瞑想でいう「体のやわらかさ」は、スポーツをふくめあらゆる身体技法が求める究極の目標であり、すべての人にとってもっとも重要な、生命力の強さや活動力のゆたかさの源泉であるという理由から「ほんとうの意味での体のやわらかさ」だといえます。

しかも、アルタードの瞑想法はスポーツや従来の瞑想法とちがい、きびしい練習や修行のプロセスが必要なく、かんたんに「ほんとうの意味での体のやわらかさ」を体得することができます。まさに万人向きの理想的な瞑想法なのです。

心のこわばりがなくなり、対人関係が円滑に

関節をやわらかくすることは、自分の精神状態や対人関係のありかたにもいい影響をおよぼします。関節がこわばっていると、心もこわばります。身体と心のありようがきわめて密接な関係にあることを考えると、当然です。身体全体がこわばっているので、日常の一つひとつの動作にむだな力がはいってしまうので、周囲の人びとに気むずかしい印象を与えます。身体がかたいと、精神もぎこちなくなって気持ちに余裕がなくなり、ささいなことでいらいらし、心身ともストレスに弱い状態になってしまいます。つまり、息がつまるような「肩ひじをはった生きかた」になるのです。あたりまえのことながら、そのような人は、あまり他人にいい感情を与えません。本人も心がこわばって寛容さがなくなっているので、対人関係がぎくしゃくしがちになる。

ところが、アルタードの瞑想法によって関節をやわらかくし、体内のエネルギーの流れがスムーズになると、この問題は好転します。

まず、表情や動作に自然さとやわらかさが出てくるので、周囲の人たちに好印象をもたれるようになります。心のこわばりがとれて余裕が出てくるので、他人に対して優しくなります。その結果、対人関係がうまくいくのです。それも意志の力で変えたわけではありません。無意識のうちに人格が変わることに瞑想の優位性があるのです。

そしてなによりも、本人が楽に生きられるようになります。先に「アルタードの瞑想法によって得られる体のやわらかさは、生命力の強さや活動力のゆたかさという、ほんとうの意味での体のやわらかさである」と説明しました。ほんとうの意味での体のやわらかさを手にすると、エネルギーに満ちて、ささいなことに動じることなく生きることができます。

つまり、関節がやわらかくなると、日常生活も肩ひじをはらずに力を抜いて生きることができ、人生がそれだけよりゆたかで充実したものになるのです。

関節を動かして疲れにくい体をつくる

アルタードの瞑想法における関節の技法は、日常生活においてこりや疲れをとるための運動として使用しても、大きな効果があります。

一日中、デスクワークをしている人の多くは、慢性的な肩や首のこり、腕の疲れに悩まされています。一日中同じ姿勢をしていると、身体はたいへんな負担をしいられます。血流がとどこおって乳酸という疲労物質が蓄積し、エネルギーの流れもよどんでしまうので、肩や首がこるのです。

そのような人には、関節の「ほぐしの体操」を仕事の合間に取りいれることをおすすめします。まず、瞑想のときに行なう「腕をひじのところで水平にまげて、手首をブラブラと振る」という動作をするだけでも、ずいぶんちがいます。

手首をよく振ると、腕から指先へ向かう血流がよくなって、手の組織の酸素欠乏がとれ、たまった疲労物質も外へ運ばれていきます。肩こりに効果があるほか、腕が疲れて腱鞘炎ぎみの人にもいい体操です。肩や腕を直接揉むマッサージのほうが効果的だと思われるかもしれませんが、手首の関節のこわばりをとると、腕全体の血液やエネルギーの流れが改善されて、肩や腕のこりの原因がとりのぞかれ、痛みも解消に向かうのです。

「ほぐしの体操」すべてに共通する注意点が二つあります。第一のポイントは、何度も繰り返しのべていますが、「ハ音」の呼吸と組み合わせて行なうことです。「ハ音」の呼吸は体操によって生じた疲れをとり去るほか、関節にたまっていた疲労物質や老廃物、滞った血流などを、外へ運びだす働きがあるからです。体内のエネルギー・バランスをととのえ、エネルギーレベルを上げる効果もあります。

第二に、デスクワークをするときは四〇分に一回ぐらいのペースで体操を行なうのが理想的です。体操をする時間の余裕がないときも、四〇分に一度は、机のまえから離れるようにしたほうがいいでしょう。机のまえでずっと同じ姿勢をしていると、肩や首、腕、背中に疲れがたまります。パソコンを使うばあいは、目にもたいへんな負担がかかります。ですから、席を離れて立ち上がったり、手首を振ったり、首を回したり、ちがう動作をときどきするだけでも、ずいぶん疲労の度合いが軽減されます。同時に脳もリフレッシュされるので、集中力を維持することにも役立ちます。

四〇分に一回というのは、じつは理由があります。どんな姿勢や動作のばあいも、人間が感じる疲労がピークに達する時間が、ほぼ四〇分なのです。たとえば足を組んで腰かけたとき、それに慣れていても、四〇分ぐらいたつとしびれがきます。そして不思議なことに、四〇分から二、三分がすぎると、しびれがスーッとひいていくのです。

したがって、四〇分に一回のペースで体操して、そのつど疲れをとっていけば、疲労のあとの回復力が高まります。同じ姿勢で長時間の作業をしても疲れ知らずになるわけではありませんが、回復力が高まれば、疲れの程度が少ない快適な状態で作業できる時間がふえ、長時間の仕事もそれほどつらくなくなります。

瞑想のときさえしっかりと「型」を行なえば、ふだんの生活で姿勢を気にせずともフォローできると考える人がいます。しかし、それは極端な話でしょう。私は「瞑想で使う手法が仕事や勉強のときに生じる疲れをとるために役立つのであれば、積極的に応用すればいい」と、フレキシブルに考えます。

机に向かいっぱなしの姿勢は、あまりよくありません。仕事の疲れを解消するために瞑想の手法を応用するのも、「生きる力」を高めるための賢い考えかたです。

「ほぐしの体操」で関節痛が解消する

首、手首、足首をさして「三つの首」といいます。このうち足首だけは、じっさいの瞑想のなかに組み込んで使うことができません。そこで「ほぐしの体操」で、瞑想を行なうまえに足首のこわばりを取りのぞき、やわらかくしておくことが必要です。

足首や足の指は次のようにしてほぐします。まず、片方の足を伸ばし、ひざの皿よりやや上あたりに、もう一方の足をのせます。次に、手で片方の足首をギュッとつかみ、もう片方の手で足先を持ってまわします。これを二〇回くり返したら、今度は逆の足首を同じように二〇回まわします。手や足の関節は、両方を同じ回数だけ動かすことが重要です。これは「セチャーノフ効果」といって、右だけやって左はやらない、というのはよくないのです。「ハ音」の呼吸と組み合わせてこの体操をしておくと、瞑想にはいりやすくなります。

いま紹介した「ほぐしの体操」や、まえの項で紹介した手首やひざの動作は、瞑想と切りはなしてふだんの生活でも関節のこりをほぐすために活用することもできます。さらに「ハ音」の呼吸と組み合わせて、一～二分間と比較的長い時間をかけてやれば、たんなるストレッチや首回し運動以上の効果が期待でき、関節がとてもやわらかくなります。

私のセミナーの生徒さんには高齢の方も参加されていますが、瞑想や「ほぐしの体操」を始めて、持病の関節痛が解消したという人がずいぶんいます。腰が曲がり、ひざが痛くて坐ることもままならなかった女性が、寝て行なう瞑想を数回したところ、難なく坐って瞑想ができるようになるまで回復した、という例もいくつかあります。

関節痛というのは、ドアの把手がしばらく使わないうちにさびついたり、長年乱暴に扱ったためにねじがゆるんできたりする状態に似ています。むだな力を入れて関節を動かしたり、酷使するばかりで休ませてあげなかったりして、長年の生活習慣でまちがった関節の使いかたをしてきたのが積もり積もって、ついには関節がさびついてしまうというのが、関節痛のメカニズムです。瞑想や「ほぐしの体操」は、油をさしたり、ネジをしめなおしたりするような働きをしてくれます。

ですから、たんに関節の不調が治るというだけでなく、瞑想や「ほぐしの体操」で関節がやわらかくなると、ふだんの生活で行なう動作も改善され、むだな力がはいらなくなります。私たちはそれぞれ、生活習慣のなかで知らないうちに、身体の使いかたのクセができています。無理な使いかたをすると、筋肉や関節に余分な力がはいっていて、身体に負担をかけてしまいます。クセですから、本人はなかなか気づくことができません。たとえ気づいても、意識してなおすのはかなりむずかしいのです。

ところが、瞑想をとおして関節のやわらかさを身につけると、このような身体の使いかたのクセが根本から正されていくのです。理想的な身体の使いかたができるようになります。なぜかというと、瞑想を行なうと、頭だけでなく、身体も深層意識の領域にはいっていくわけですから、それまでの習慣でついた身体のわるいクセがすべてとりはらわれた状態になります。本書では詳しく説明していませんが、歩く瞑想法を行なうと、ふだんの歩きかたがとても上手になります。歩きかたにかぎらず、あらゆる姿勢、動作についても、むだな力みのない、理想的な体の使いかたができるようになるのです。

したがって、高齢の人がアルタードの瞑想法をマスターすると、姿勢や動作が若々しくなり、年齢よりも若く見られるようになります。私はよくセミナーでは「こちらでは八五歳をすぎたらお年寄りと見ますけれど、七〇代までは大丈夫ですよ」といっていますが、現実にそのとおりのことが起こっています。神経痛に悩む人や、ひどく腰が曲がった人でも、八五歳以下であれば、しばらくセミナーに通っているうちに、自然とよくなっていきます。

腰は関節にはふくまれませんが、胴体と足をつなぐという意味では関節のような働きをする器官であり、身体のなかでもっともかなめになる場所です。腰がしっかりすることは姿勢が正しくなるということであり、スポーツや武道、芸能をはじめ、あらゆる分野でその「道」をきわめるために、まずマスターしなければいけない関門です。もちろん、アルタードの瞑想法においても例外ではありません。しかし、特別な姿勢の訓練や運動をしなくても、「ハ音」の呼吸を行なうことによって、腰はおのずとまっすぐになり、同時にやわらかくなるのです。

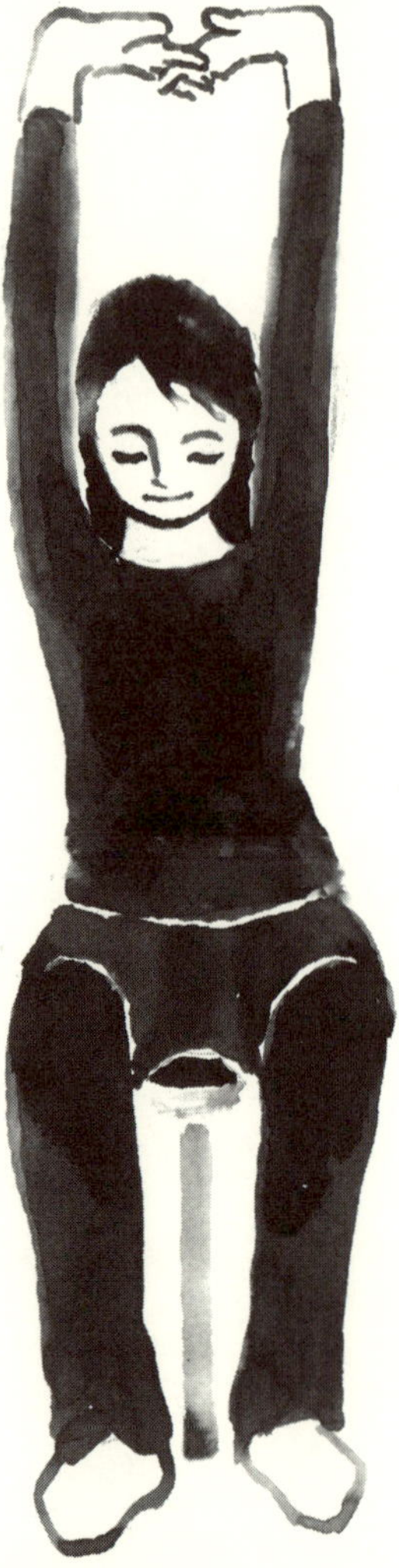

瞑想効果をあげる「ほぐしの体操」

① 両手を組み、手のひらを天井のほうに向けて、ぐっと上に伸ばす。
② 一分間ほど、その姿勢を保つ。
③ 力を抜き、両手をだらりと下げる。
④ この動作を2、3回繰り返す。
⑤ 疲れを感じたときに実践する癖をつける。

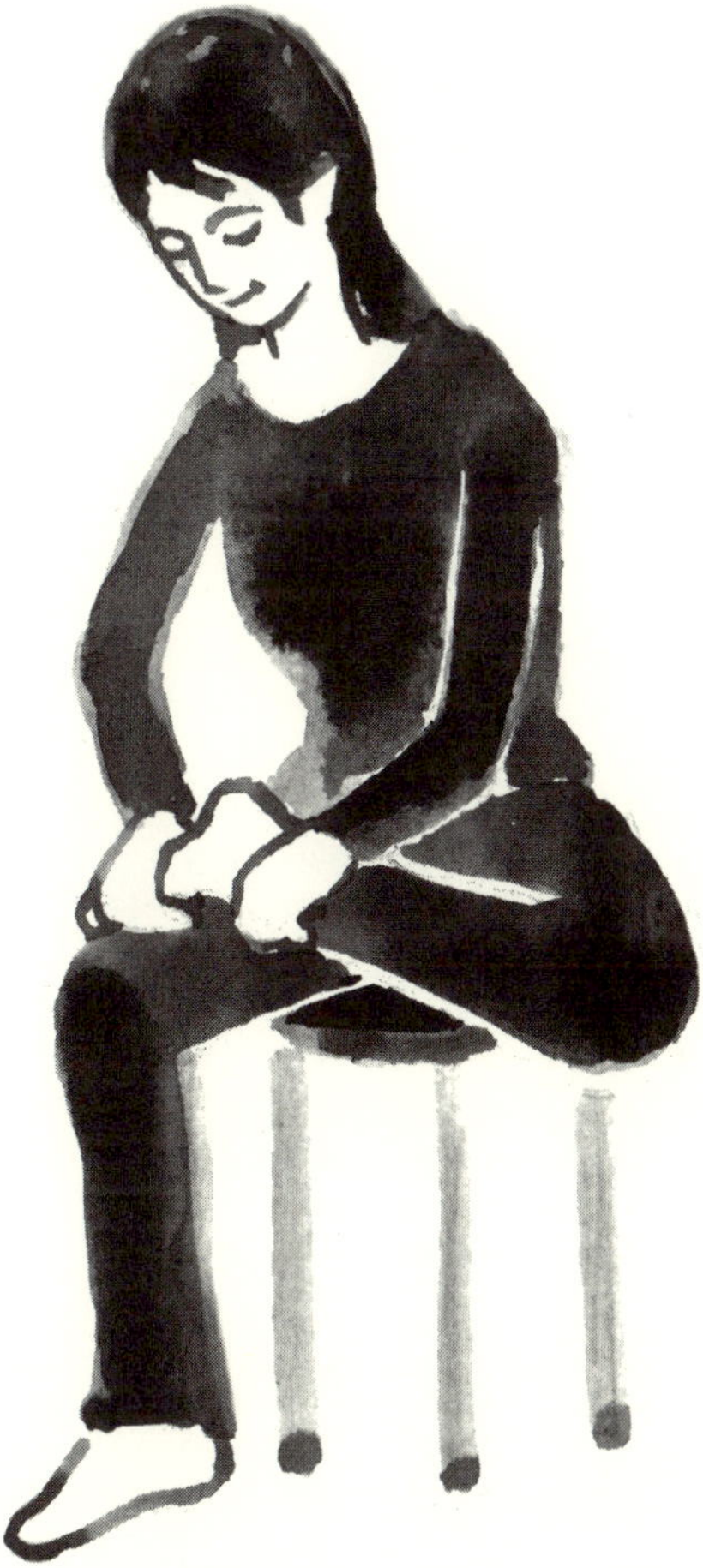

① イラストのような姿勢をとり、片方の足首を20回ほどまわす。
② 逆方向に、足首を20回ほどまわす。
③ 同様にもう片方の足首をほぐす。
④ 1日に最低1回行なう。

瞑想状態を解く方法

瞑想が終わったら、かならず瞑想を解いてください。瞑想を解く方法は、まず目を開けます。そしてひざの上でこぶしを開いたり閉じたりしながらゆっくりと上下させ、その回数を声に出して数えあげます。頭がボーッとして瞑想が覚めないばあいは、さらに大きな声を出して数えてください。だんだん頭がクリアになっていきます。

瞑想は突然、やめてはいけません。瞑想をすると、意識水準が低くなり脳が低酸素になってくるので、つい面倒くさがって瞑想状態を解かないでいる人がいますが、そのままでは頭がいつまでたってもすっきりしません。

瞑想を解くということは、脳を緊張している状態に戻してあげるということです。おっくうがらずに、瞑想を解くことをきちんと習慣づけるようにしてください。

瞑想が上達すると、疲労感より爽快感が残る

瞑想を終えた後の反応は、人によってかなり異なります。

初心者の人は、頭の芯がはっきりせず、トロトロと眠くなったりする人が多いようです。なかには瞑想を終えた後で、ものすごい疲労感を訴える人がいます。

瞑想は、疲労を外に出す働きを持っています。瞑想をすると、いままで締めつけられていたものがフワーッと溶けていくように、内向していた筋肉の疲れや、心の疲れが表面にドッと出てきます。そのため疲労を滞らせていた人ほど、瞑想した後はぐったりと疲れ切ってしまうのです。

この段階を経て次のステップに進むと、徐々に瞑想をしても疲れなくなっていきます。そしてさらに呼吸法が上達すると、瞑想した後にすっきりした爽快感が残るようになるのです。こうなればしめたものです。瞑想をすると、心身の疲れがうそのように消えていきます。瞑想の醍醐味の一つは、この爽快感にあるといってもいいかもしれません。こうして呼吸法が上達すればするほど、体中に活力がみなぎり、「生きる力」が高まるのです。

第四章

呼吸の流れが変わると「生きる力」が高まる

「生きる力」は三つの工夫から

アルタードの瞑想法は、「ハ音」の呼吸によって、「知・情・意」の内包する可能性を、最大限に引っぱりだそうとする技法です。ただ、これまで三章にわたってのべてきたように、瞑想はたんなる手段であり、けっして目的にはなりません。

人間生活は、瞑想ですべてクリアできるほど単純ではないし、数えきれない多様なファクターが、複雑にからみあいながら生成流動しているからです。とはいえ、瞑想はほかの手段ではぜったいに生まれてこない、高度の自律性をそなえているといえます。この意味で、瞑想は純粋手段、絶対手段であるということができます。

瞑想だけで、すべてがクリアできないとすると、さらにどういう手段が要求されるのでしょうか。私はそれを、「生きる力」を高めていくための三方向、三つの工夫と呼んでいます。

「戒・定《じょう》・慧」を、仏教では三学といっています。「戒」は戒律、「(禅)定」は瞑想、「慧」は智慧を意味する。仏教では、この三つをそれぞれ学んでいかなければ、学びの万全を期することができない、と考えたわけです。ただし、三学はおもに出家僧の目標とする学びであり、一般の社会生活にそのままもちこむことはできません。

そこで私は、「戒」を広く生活習慣の工夫ととらえなおせば、仏教のいう三学はまったく新しい相貌をしめし、現代にそっくり蘇えると思い、三つの工夫を「アルタード・ライフ」と名づけたのです。「アルタード・ライフ」とは、「瞑想の工夫」「習慣の工夫」「知恵の工夫」という、三方向による、生きるスタイルのラディカルな更新です。それには、なによりも瞑想法が根本から新しくならなければならない、というのが私の基本的なスタンスです。新しく生まれてきた、瞑想法についてはアウトラインをのべたので、この章では「習慣の工夫」と「知恵の工夫」についてみていきたいと思います。

白隠禅師といえば、禅宗に革命をもたらし、五百年にいちどの傑物とさえいわれた、江戸中期の人物ですが、「動中の工夫は静中《じょうちゅう》に勝ること百千万倍」と喝破しました。さすがというべきか、この人にしてこの言葉ありといえます。白隠は、「動中」(日常生活)に活用できない、「静中の工夫」(瞑想)などなんの意味ももたないと語ったのです。白隠は、若いころからそれこそ「禅病」にかかったくらい、坐禅修行に徹底してはげんだ人です。そんな人が、瞑想をないがしろにするようなことをいうはずもない。

白隠がいいたかったのは、「動中」にいきいきと、活溌溌地に躍動してこないような瞑想は、ほとんど意義を失なうということなのです。瞑想との賢いつきあいかたの警告といっていいと思います。むしろ、瞑想の力が、どのくらいやしなわれているかどうかのバロメーターは、ひとえに日常の工夫にきわまる、といいきったのです。

「呼吸の相のもとに」工夫する

「呼吸の流れが変わると「生きる力」が高まる」。これは、アルタード・ライフがかかげる、一つのセオリーです。たんに瞑想法が呼吸を基礎手段とするというだけの話ではありません。日常の社会生活のほうも、エネルギーという「呼吸の流れ」から見つめなおしてみようということなのです。

じっさい、瞑想法がひととおり自分のものになりはじめると、心と身体のはたらきを、「呼吸の流れ」から見ている自分を発見するようになります。「呼吸の流れ」が、日常活動のすみずみまで、陰に陽に息づいていることがわかるようになるのです。脳も「呼吸の流れ」に戻してあげるとき、最もシャープになることに気づかされる。ここまでくると、脳にのみ依存した生活がどれほど不毛か、理解がとどくのです。心と身体は、脳のいうことなどちっとも聞こうとしないが、「呼吸の流れ」がささやく声には、すぐさま耳を澄まそうとするからです。

スピノザは、現代にまで大きな影響をあたえつづけている、十七世紀のオランダに生きた哲人ですけれども、日常をふくむ万象万物のいっさいを、「永遠の相のもとに」観じた、すばらしい哲学を創造しました。私たちは、スピノザのそのいいまわしをもじって、「呼吸の相のもとに」三つの工夫を行なおうというのです。「呼吸の相のもとに」生きることの総体を見つめるとき、「習慣の工夫」と「知恵の工夫」はゆたかな稔りを生むからです。

社会生活が複雑になれば、脳のウェートが高まるのは避けてとおることができません。これはどうにもならない時代の宿命なのです。だが、ここには大きな陥穽があります。脳もまた、「呼吸の流れ」のなかに生きている消息が見逃されるからです。脳優位の社会だからといって、脳に「呼吸の流れ」という、エネルギー活動を左右する力はないのです。

心と身体は、脳の指令なんかまったく無視して、その独自の活動をやめないのです。脳優位といっても、あくまでも相対的な、比較のうえでいえることであり、脳に全権をゆだねるとき、心と身体をふくむ全自然が、復讐をはじめるのは当然といわなければなりません。脳は、放っておくと暴走する、という欠陥をはじめからかかえこんでいたのです。脳優位は「呼吸の流れ」をいちじるしくゆがめる、元凶ともいえます。二十一世紀の課題のひとつは、脳をいかにエネルギーという「呼吸の流れ」に復帰させるか、という点にあると思います。

バーナード・ショウという、皮肉屋で知られるイギリスの劇作家が、あるパーティで美人女優と会ったときのエピソードがあります。その女優は馴れなれしく彼に近づくと、「ねえ、ショウさん、私たち二人が結婚して子どもをつくったら、どんなすてきな子になるでしょうか」といいました。ショウはすかさず、皮肉たっぷりにこう切りかえしたといいます。「でも、その反対だったらどうします。私の容貌とあなたのオツムを受けついだ子だったら」と。

万物の生成流転を体感する

宇宙の万象万物は、エネルギーという「呼吸の流れ」の一環であり、いっさいが超高速で生成変化しているのです。「この世は無常」とは、別に仏教の専売ではなく、ギリシアのヘラクレイトスも万物流転を説いています。「呼吸の流れ」から見れば、すべてが有為転変し、一瞬もとどまりなく流動しているさまが、体感できるのです。

老荘思想の、強いインパクトを受けてきた、日本の伝統文化では、「呼吸の流れ」はもっぱら「水の流れ」に喩えられてきました。鴨長明の「行く川の流れは絶へずして……」などは、そのほんの一例にすぎないのです。しかし、古代よりもっとさかのぼれば、太古の人びとが、「呼吸の流れ」を、ごくふつうの感覚として生きていたことがわかります。

心理学者のC・G・ユングが、こんなことをいっています。「生きた呼吸が、たんなる空気の動きよりも、もっと深い意味をもつという惑乱的な発見を、悠遠の太古にだれかがしたとき、精神と生命がどうつながっているかという問題が始まった」と。

ユングが、私のいう「呼吸の流れ」から呼吸を見ることができたのは、集合無意識という心の次元を、深くえぐりだせたためだと思います。それが、「惑乱的な発見」からはじまったかどうかは知りま

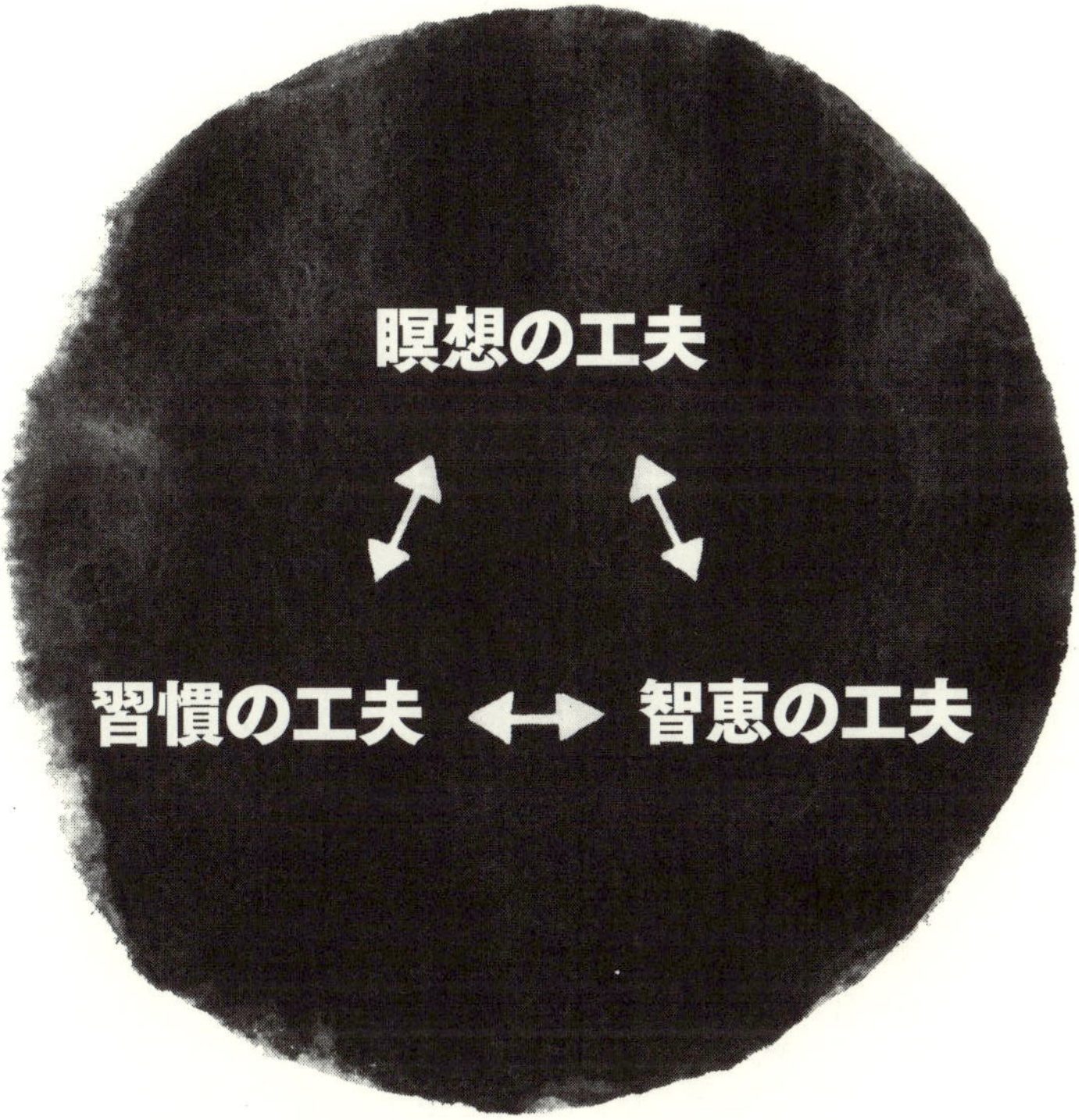

三つの工夫で、人生の流れが変わる

エネルギーという「呼吸の流れ」を円であらわす。
三つの工夫はいわば三位一体であり、切りはなすことができない。
それぞれの工夫は、ほかの二つの工夫をおのずからふくむ。

せんが、ユングのこういう知見は、太古の人びとにはあたりまえの認識だったのです。

私たち日本人の祖先も、呼吸にたいしては並々ならない知見をもっていました。私たちが「生きている」のは「息をしている」からであり、「生きる」は「息（す）る」なのです。だから死ぬことを「息を引きとる」といいます。長生きは「長息（息が長い）」ですが、古くは「息長《おきなが》」といわれ、「が」がつまって「翁」となりました。また、出目が息長一族だったのか、神功皇后の「息長たらし媛《ひめ》」をはじめ、応神天皇や舒明天皇の名まえにも「息長」がついています。

さらに、「いのち」は「息の内」の、「き」と「う」がはぶかれてなったという説もあります。「い」というのは息吹であり、「ち」はちから（力）、だいち（大地）、ち（血）など、たぶんに霊的エネルギーの色合いをふくんだもの、また、こち（東風）というように風を意味します。「たましひ（魂）」もほぼ同義語で、「たま」は円や球が象徴する〝まったきもの〟、「しひ」は息、霊、風を意味する言葉です。つまり太古の人びとは、「息―霊―風」を同根とする世界観を生きていたのです。

ただ、たいせつなのは、太古の人びとの世界観が、なによりも体感から生みだされたということです。たんなる脳の産物なのではありません。およそ現代人は、「呼吸の流れ」を体感することからへだたれて生きていますが、太古の人びとから学ばなければならないのは、彼らがどう考えたか、なにをいったかという以上に、どのように「呼吸の流れ」を体感し、生きていくうえでの知恵を高めたか、という点にあります。「知恵の工夫」といい、「習慣の工夫」といい、「呼吸の流れ」の体感がなければ空しいのです。その体感の技法を瞑想と呼ぶのです。

賢治は〝霊感〟を呼吸で磨いた

宮沢賢治は、太古の人びとさながら、「息─霊─風」の世界観を生きた、天性の詩人として、現代もその人気はいっそう高まるばかりです。生まれ故郷である岩手県花巻市にある記念館はいつもたくさんの人たちであふれかえっている、といいます。その人気のいちばんの秘密はおそらく、「コスモス（宇宙）の所持者」（高村光太郎）というところに、読者が共感するからだと思います。

しかも、賢治はたんに詩人というにとどまらない、童話作家、科学者、篤農家、教育家、法華経の行者といった多面性を、一身にかねたのです。そのどれひとつを欠いても賢治は「宮沢賢治」になれなかったし、「宮沢賢治」という特筆すべき「個性」は、そういう総合力から生まれたのです。

花巻農学校の、賢治の生徒だったという、長坂俊雄さんが、次のような話を伝えています。実習中の賢治は菜っぱ服に麦わら帽子、首にペンシルをぶらさげるといういでたちで、いつも猫背で先頭に立つ。

それが、「とつぜん天から電波でもはいったように」、生徒たちをおいてきぼりにして走りだす。そうやって、こんどは跳びあがりながら、「ほ、ほうっ」と叫びだす。叫びながら身体を「こまのように空中回転させ」、ポケットからすばやく手帳をとりだして、「何かものすごいスピードで書く」。長坂さんは、あれは詩集の『春と修羅』だろうと推測をのべています。

このエピソードは、宮沢賢治がどういう人だったかをあざやかにほうふつせしめる。教え子にこういう思い出話をさせる、賢治の教育家としての力量と人柄をみごとに語っているからです。

また、賢治における「息―霊―風」の世界観が、じっさいはどんなものだったのかを伝えている点で、この思い出話はたいへんに貴重だと思います。まず、「息」からいいますと「ほ、ほうっ」という叫び声そのものが、賢治独自の呼吸法になっています。ペンシルを首にぶらさげていることじたい、賢治にはあらかじめの準備があり、予感があったということです。呼吸から、なにものかが飛びだしてくることを経験上、よく知っていたといえます。つまり、賢治流の技法になっていなければ、わざわざペンシルを首からぶらさげるようなまねはしないはずです。

「ほ、ほうっ」は叫び声というよりも、むしろ呼吸音に近かったのではないでしょうか。これまでの三章でいってきたように、アルタードの技法は、「ハ音」の呼吸をベースにしています。それだけに、なにか一脈つうじるものを感じるのです。

「ほ、ほうっ」と呼吸音に似た叫び声をあげただけではない。叫び声が、生徒たちを置きざりにして「駆けだし」、「跳びあがり」、「身体をこまのように空中回転させる」という身振りとクロスオーバーしていたことを考えると、賢治はあきらかにエネルギーの渦に巻き込まれ、半重力になっていたのです。

アルタードの瞑想法でも、超高速のエネルギーを喚びこむと身体がグルグルと動きだすといいました。となると、賢治は瞑想状態にはいりこんだのだ、ということができるのです。

次に、「霊」についてですが、これはインスピレーションという意味での「霊感」のことです。賢治はなんといっても詩人ですから、詩作のアイデアがたんなるパースピレーション（発汗、努力）から生まれるなんて、はなから信じていない。インスピレーションは「息を吹きこまれる」「鼓吹される」ことですが、それは天からの贈与とでもいうほかない性質があります。

だから、人間が、インスピレーションにたいしてとりうる最良の方法は、贈与のエネルギーにいつでも満たされるように、自分が空っぽになっていることなのです。

長坂さんがいっているように、賢治が、生徒をおきざりにして走りだすのと、「とつぜん天から電波でもはいったように」なった状態は、ほとんど同時に生まれています。つまり、賢治はインスピレーションの襲来を受けたのです。通常の頭のコントロールがきかない、エネルギーに一挙に満たされたことでもあります。一章でもみたように、ふつうの脳の活動は、地上の１Ｇという重力に限定された、エネルギー・スピードでいとなまれています。

しかし、インスピレーションのエネルギー・スピードには、もはや脳は追いついていけない。生徒たちがおいてきぼりを食ったというのも、こういうエネルギー・スピードの落差があるからです。

賢治は走る、跳ねる、こまのように空中回転する。それから、すでに用意された手帳をポケットからとりだし、首からさげたペンシルで「ものすごいスピードで」書く。手はひたすらインスピレーションを追うのに精いっぱいなのです。この「ものすごいスピード」というのは、インスピレーションが激しく要求する速度です。賢治はまさしく、インスピレーションにたいする、ひとつの理想的な極北を、その身に体現したといえます。

賢治の風の技法

インスピレーションを受けるには、自分が空っぽになっているのがいちばんいい、といいました。では、どうやって空っぽになるのか、はたして空っぽになることは可能なのか、空っぽになるいい手だてなり、技法があるのか、という問いが生じてきます。そこで、賢治のばあい、「風」がとても重要な意味をもってくるのです。

「地・水・火・風」を、昔から四大とか四元素といってきました。たいていの詩人や芸術家は生まれつきの資質にしたがい、このうちのどれかに親炙をします。近代日本にかぎっても、水なら夏目漱石、折口信夫、三島由紀夫などがいるし、風なら坂口安吾、中上健次、五木寛之、映画の黒澤明といった名まえがただちに思い浮かびます。宮沢賢治といえば、いうまでもなく風であり、最大の〝風の詩人〟といっていいかもしれません。

宮沢賢治が面白いのは、風が、たんに詩や童話のもとになっているだけでなく、生活上の「知恵の工夫」と「習慣の工夫」の、とてもたいせつなツールになっていることです。

賢治にいわせれば、天からのインスピレーションは口をあんぐりあけて待っていても、ただちに息が吹きこまれるわけではない。いかにも、インスピレーションは天のかなたから、向こうから息を吹きこまれるものである。しかし、インスピレーションというものをよくよく吟味してみると、どうやら一方通行ではないらしい。「向こうから来るもの」を「こちらから迎えにいく」というモメントがあるようだ。

賢治はこうやって、インスピレーションを招来するには、人間のほうにもじゅうぶんに工夫の余地があり、技法に練りあげていくことが可能であることに気づいていくのです。ここで、「風」が賢治にとって実践上のテーゼにもなっていきます。

私は、東北の花巻がどんな風土で、どういう風が吹くのかまったく知りません。ただ、どういった気候条件にせよ、賢治が「風」との交感から特異な技法を生みだし、また、その技法をとおしてインスピレーションが吹きこまれるコツを、自家薬籠中にしていったのはたしかだと思っています。いいかえれば、賢治はインスピレーションの絶対条件ともいうべき、自分を空っぽにするすべを、「風」から教えられたのです。

「身を切られる辛さ」とよくいいますが、山あらし、からっ風、木枯らしといった風に吹きつけられるくらい、それを実感できる体験はなかなかありません。こうした風は身体にそうとうにこたえるからです。だいいち息があがって苦しくなるうえ、手足はかじかみ、歯はガチガチ音をたてる。吹きとばされないようにふんばるので、風がやんだあとにも、身体が芯から冷えきって、疲れがドッと襲いかかってくる。賢治はいつのころからか、そういう風にみずからをさらし、はじめは風に翻ろうされながら、やがて風と一つになる秘訣は呼吸の仕方のうちにあることを、おそらくつかんでいったのだと思います。「ほ、ほうっ」という叫び声ともつかぬ呼吸音は、その一端を示すのではないでしょうか。

賢治には独自の呼吸法があるといいましたが、それは風から学んだ技法だったのです。こうして、風と息はシンクロし、自分はまったくの空っぽになる。そうなると、霊感という名のインスピレーションも風がおのずからはこんできてくれる。賢治にしてみれば、呼吸の技法は、インスピレーションの技法であると同時に、風の技法なのです。首からぶらさげたペンシル、ポケットに入れた手帳は、こういう技法のバッググランドがあっての、「習慣の工夫」であり「知恵の工夫」だったといえます。宮沢賢治はまことに太古の人びとと同様、「息—霊—風」の世界観を、この近代日本においてとことん生きてみせたのです。

宮沢賢治について、やや詳しくのべてきました。それは「瞑想の工夫」「習慣の工夫」「知恵の工夫」という三つの工夫を、賢治が彼一流のやりかたでみごとに実践し、これからのべていく事柄にも大きな手がかりや示唆をあたえてくれるからです。じっさい、賢治のような生きたお手本は、そうそう見いだしにくいのです。

あてにならない「おばあちゃんの知恵」

「習慣の工夫」と「知恵の工夫」をいちおう区別しましたが、実践上からいえば、このふたつは同じ盾の表と裏のかかわりとなります。つまり、日常習慣に生きて反映されないような知恵などその名にあたいしないし、また、知恵にみちびかれないような習慣は「呼吸の流れ」をそこなうのです。知恵なき習慣は盲目であり、習慣なき知恵は空虚である、といわなければなりません。

知恵は、知識や情報とはちがい、天のかなたからやってくるインスピレーションがみなもとなのです。もちろん、インスピレーションじたいはまだ知恵ではありません。インスピレーションには、膠着した八方ふさがりの状況を一変せしめる力がある。以後の状況に、はっきりした方向をしめし、まったく新しい力をあたえてくれるのはまちがいないところです。それだけに、たいへんに貴重な贈りものなのですが、インスピレーションがただちに知恵に転ずることはないのです。

インスピレーションが一瞬の閃めきであるのにたいして、知恵は時間という元手をかけ、丹精をこめてじっくりと成熟させなければならないからです。そして、知恵を成熟せしめ、それを生かす場所は、日常習慣をおいてどこにもありません。

「おばあちゃんの知恵」ということをいいますが、なかにはなるほどと思わせる知恵がある一方、およそ迷信ではないかと思われるような偏見もあります。

若いころ、祖母の家に遊びにいったときの話です。久しぶりだというので、天ぷらをご馳走してくれました。私はビール党なので、飲みながら天ぷらに舌づつみを打っていたところ、祖母は「ご飯をいっしょに食べないと、あとでおなかがえらい目にあうよ」と注意してくれたのです。私は聞き流してひたすら飲み、天ぷらを何皿も平らげていきました。案の定というべきか、帰宅してから胸がムカついて、夜も眠れないほどえらい下痢にやられてしまったのです。このときは、その祖母の言いつけにこもる知恵に従うべきだったのです。

この祖母にまつわる思い出は多いのですが、もっと子どものころ、熱湯を足に浴びたことがあります。祖母が「早くしょう油を……」といって、泣きわめく私の足にしょう油をたくさんかけたのです。ただでさえ痛くて飛びあがりそうなのに、火に油をそそぐような浅知恵がかけられたのですから、火傷の治りはたいへんにわるく、ひどい傷痕を何年も残すことになりました。

こうした経験をもつので、知恵という言葉はじつにあいまいな側面をもち、ちゃんとした定義をつくることがたいせつだと思うようになりました。想定外のことが起こり、言葉なり観念が混乱すると、自分がなにをいい、なにをやっているのか、冷静な判断が下せなくなります。そのくせ、自分ではけっこうなことをいったり、ひとかどのことをやっているつもりになったりするから、どうにも始末におえないのです。言葉をきちんと整理することはとても重要だといわなければなりません。

息の吹きこまれた言葉は知恵になる

「知恵の工夫」は一にも二にも、根元的エネルギーに由来する「呼吸の流れ」をしなやかにととのえ、「生きる力」を高めるにふさわしい生きかたをめざすための方法です。意外に思われるかもしれませんが、「知恵の工夫」のうち「言葉の工夫」は、とりわけ欠かすことのできない実践目標となります。というのは、言葉は生活のあらゆる方面に無尽の力をふるい、私たちが漫然と思っている以上に、エネルギーという「呼吸の流れ」と深いかかわりがあるからです。

アリストテレスは、「人間は言葉をもつゆえに社会的動物である」といいましたが、彼はついぞ、言葉を「呼吸の流れ」とのつながりから言及することはなかったのです。しかし、いっさいがエネルギー活動なら、言葉という活動も「呼吸の流れ」と大いに関係するのです。

現代のように社会生活が複雑になり、脳優位になると、言葉も情報、記号、信号といった面ばかりがクローズアップされています。これは、時代の趨勢だからやむをえないのですが、それでことがすめばなにもいうことはありません。ところが、そうはいかないところに、二十一世紀という時代がはらむきびしさがあります。社会生活も、「呼吸の流れ」から見なおさなければならないのです。

知恵の言葉とは天の息を吹きこまれた言葉なのです。これは、先ほどのべた、太古の人びとの、「息―霊―風」の世界観からダイレクトに生みだされた言語観といえます。ここをないがしろにすると、「おばあちゃんの知恵」ではありませんが、根拠のない「ありがたそうな」言葉に翻弄され、ある種の自己啓発セミナーの餌食になったりしてしまうのです。かりに成功者が放つ言葉だとしても、そこに「呼吸の流れ」が備わっていなければ、私たちはそれを糧に「生きる力」をつかむことはできません。

よくいわれるように、日本人の遠い祖先は「言霊」思想をそだてあげました。言葉に霊が宿るということではなくて、「言―事―息」という三つを相互依存からみる考えかたなのです。この三つはいずれも「こと」と読む。事は知・情・意の活動をふくむ、世の中におこってくるあらゆる事象、また息は、死ぬことを「こと切れる」というように、呼吸を意味します。太古の人びとは、言葉をごくあたりまえに、「呼吸の流れ」からつかんだのです。

「言葉の工夫」にはふたつの方向があり、ひとつは、「呼吸の流れ」にかなった、天の息の吹きこまれた言葉を磨くことといえます。言葉に息が吹きこまれるとき、言葉はそのまま知恵となり、「事」という生きた現実生活を転ずる力となるのです。

もうひとつの「言葉の工夫」は、エネルギーという「呼吸の流れ」と上手に共存できるような、社会的な方向性をやしなう努力です。それは、そのまま言葉の情報性や記号性、あるいは知識を、「呼吸の流れ」で包んでいく工夫ともなります。

音楽家も「言葉の工夫」で演奏する

こういう「言葉の工夫」にかんして、ヴァイオリニストとして人気のある、諏訪内晶子さんの、とても参考になる話があります。

よく知られているように、一九九〇年、彼女は史上最年少の十八歳で「チャイコフスキー国際コンクール」に優勝しました。彼女がえらいのは、スポットライトを浴びても有頂天にならず、凱旋コンサートの明け暮れにかえって空しさを感じ、翌年の秋には早々と日本での活動を休止してアメリカに渡り、本格的に音楽を深める生活をはじめたことです。

コンクールの優勝者なんて世界にごまんといる。そんな虚名にうつつをぬかして、コンサートばかりやっているとすぐに消耗し、才能も枯渇してくる。そういう若い演奏家がとても多いといいます。旬はじつに短いのです。

能楽を大成した世阿弥が、若さにまかせた演技がそのままとおる「時分の花」と、成熟しきった「まことの花」を峻別した意義は深い。彼女は、音楽において「まことの花」をめざしたのです。

意欲をもち、才能のある人はよい出会いを生む。ニューヨークでさっそく、名ヴァイオリニストのアイザック・スターンに、マン・ツー・マンで演奏を聴いてもらえるチャンスが訪れるのです。演奏に耳をかたむけたのち、スターンは、ここはどうしてそのように弾くのか、と矢継ぎ早やに質問を浴びせてきたといいます。そして、作曲家の自筆譜をたくさん研究し、自分なりの弓使いを工夫するのはもちろん、それを言葉でも表現できるようにしないとだめだ、ときびしくアドバイスされたのです。「演奏家は言葉でも表現できなければいけない」というのは、彼女にとってはまさに殺し文句だったはずです。

彼女自身も「晴天の霹靂《へきれき》だった」といっています。常識的に考えれば、演奏家には音がすべてであり、言葉なんかむしろ邪魔になると思いがちです。しかし、さすがに巨匠は目のつけどころがちがうのです。

演奏家が言葉で表現するという、もうひとつの課題を自分にあたえると、演奏を別の角度からながめることができるうえ、解釈の幅や奥行きが長いあいだに雲泥の差になってあらわれる。演奏についうっかり弾いてしまうことがなくなる。わかったつもりになっていた、ということもしばしば発見できる。言葉で表現してみて、自分の演奏上のこれまでの解釈が、これでいいのかどうかはっきりしてくる。言葉で表現できないから音楽がある、というせまい見かたから解放されて、言葉の力で音楽をより深く自分のものにすることができる。

彼女は、スターンの忠告をそのように受けとめたのです。彼女は折りにふれて、スターンとの出会いを反すうし、「言葉の工夫」に努めているにちがいありません。いうまでもないことですが、この話は、彼女が「習慣の工夫」として一日八時間、真剣にヴァイオリンを練習しているからこそ、はじめて意義をもってくるのです。彼女はコンクールの優勝から二十年以上、ひたすら訓練の明け暮れから、いま一歩「まことの花」に近づきつつあります。

「言葉の工夫」にはふたつの方向がある

諏訪内晶子さんのケースでもあきらかなように、一見、対極にあると思われる音楽演奏と言葉なのに、じつは音楽という「知恵の工夫」には、「言葉の工夫」が大きな力となり味方となってくれる。ましてや、生活実践上での「知恵の工夫」には、「言葉の工夫」がいっそう要求されるのです。光のあるところにはかならず影がある。社会生活という光にも言葉という影がつきまとうのです。アリストテレスがいったように、人間が社会的動物であるゆえんは、言葉をもつという独自性にあるからです。

「言葉の工夫」には、ふたつの方向があるといいました。ひとつは、言葉を「呼吸の流れ」に戻してあげることで、言葉に息を吹きこみ、知恵に転ずる方向です。息が吹きこまれた言葉を自分のものにすると、心が蘇えり、身体が活性化してくるのです。この意味で、太古の人びとの「言霊」思想、「言―事―息」の言語観は、現代人がなにを忘れて生きているのかを、はっきりと照らしだし、警鐘をならしているといえます。

もうひとつは、言葉の力をかりて、「呼吸の流れ」と社会的な方向性を共存させようとする工夫です。これは言葉をたんに情報や記号といったものに還元しているうちはなかなか理解できません。人格的な「個性」にかかわる生きかたの領域まで、情報や記号で考えて、こと足れりとしてこなかったかどうかを、根底からふりかえってみることです。要するに、エネルギーという「呼吸の流れ」を基準にして、生きかたの万般について、そのつど問題をこと細かに整理してみる工夫です。そうすると、自分の生きる姿勢が、よく見えてくるのです。

諏訪内晶子さんのばあいでいえば、まずもって音楽家ですから、演奏に霊の息が吹きこまれないことには話になりません。彼女における「言葉の工夫」は、音をより霊感に高め、音楽の精神を深く研さんするためであり、後者の方向にウェートがおかれています。

直感力は「叡智」のはたらきにかかわる

宮沢賢治をとりあげたところで、インスピレーションと知恵はちがうとのべ、インスピレーションが一瞬の閃きであるのにたいして、知恵は時間をかけて成熟せしめるものといいました。また、アルタードの瞑想法の、三大効果のひとつに「能力効果」をあげ、とりあえず「直観力」という言葉を、能力の総称にえらびました。ところが、一般に流布する言葉のイメージにしたがったので、言葉がずいぶんあいまいに使われているのがおわかりかと思います。

知恵、インスピレーション、直観力といっても、同じことがらを指すのか、あるいはきちんと区別して使わなければいけないのか、どうもあやふやなので、なんとなくわかった気になるけれども、いまひとつすっきりしないのではないかと思います。

言葉が混乱すると方向が混線する。これは、あらゆることにあてはまるセオリーですので、ここで言葉をちゃんと整理しておきたいと思います。ただ、くりかえしいっておかなければならないのは、「知恵の工夫」はあくまでも「呼吸の流れ」のなかでおこなわれる、という点です。「呼吸の流れ」をはなれて、「知恵の工夫」なんていっても、ほとんど空念仏に等しいのです。まず瞑想が「呼吸の流れ」を喚起し、心身にエネルギーをよびこむ。その延長線上での「知恵の工夫」ですから、「知恵の工夫」それじたいが、「呼吸の流れ」の一環なのです。

では「直観力」とはなんでしょうか。それは、人間の能力であるのはまちがいないのに、そのみなもとは人間の脳には由来しないという、たいへんに逆説的な性質をはらむ、不思議な力なのです。五章でくわしくいいますが、エネルギーは「叡智・愛・力」という三大特質を内包する。このうち、直観力はいうまでもなく、叡智のはたらきからじかにあたえられるのです。

だから、脳みそをいくらしぼりだして苦吟しようが、直観力はでてこない能力なのです。直観力は叡智のエネルギーがその源泉であり、エネルギーの叡智にかかわる能力といえます。直観力は知性や理性とはちがう能力なのです。いいかえれば、直観力は、人間がエネルギーを受けとめ、咀嚼し、消化できる力があることの、ひとつあかしだということになります。

しかし、直観力をもっと掘りさげてみると、人間のかかわりかたしだいでいくつかの様相に区別できることがわかります。直観力が純粋に人間だけに限定される、いわば、能動的な力とはいえないのはたしかなのですが、さりとて人間の努力をぬきにして、天から一方的にあたえられ、ただ受容するだけにはi尽きないところに、直観力が多様なあらわれかたをする要因があります。直観力はいってみれば、努力という能動性と、贈与という受動性の、相反するものの境界にはたらくといえます。

こういう直観力の独特な性質をみないので、直観力という同じ言葉をつかいながら、じっさいにはなにをいっているのか、ちんぷんかんぷんになるばあいが多いのです。直観力にかんする本もけっこうありますが、安易な解釈がかなりあり、直観力の働きによるちがう様相をまま混同するのです。

直観力には四つの様相がある

直観力にはいろんな様相があり、色とりどりのあらわれかたをするのは、そこに人間のありようが深くかかわってくるからです。人間生活はそれだけ多様性と流動性にみち、とうていひとすじ縄でいくものではありません。直観力のさまざまな様相を区別しないと、人間の創意工夫の、ゆたかな方向を見逃してしまい、「直観力の工夫」に弾力がでてこないのです。

直観力は、図で示したように、おおまかにいって（一）気づき、（二）勘、（三）インスピレーション、（四）哲学的直観という四つの様相に大別されます。次に、この四つについて、順を追って説明していきたいと思います。

「気づき」からいいますと、これは直観力のうちで、最も日常習慣に密着した能力といえます。それだけに、「気づき」は、あらゆる人にひらかれている直観力なのです。とはいえ、ほかの直観力だって、日常習慣を基礎としています。だから、学びの三方向のうち、「習慣の工夫」をとりあげておいたのです。

瞑想の力で、生活習慣に「呼吸の流れ」をよびこむと、「気づき」の力がとても鋭くなります。瞑想の「能力効果」が、すぐにでてくるのが「気づき」の直観力といっていいと思います。しかも、エネルギー強度に応じて、いくらでも磨いていくことができるのです。

「呼吸の流れ」は日常習慣とほとんどときびすを接しながら、この一瞬のあいだに微妙に変化しずれを生む。そのずれをキャッチするのが「気づき」だともいえます。日常習慣というと、とかく同じことのくりかえしと考えられがちですが、日常習慣は「呼吸の流れ」のなかでいとなまれるのですから、ぜったい同じということはありません。瞬間ごとにたえず変化しています。「気づき」は、そういうずれや変化を、敏感にとらえるのです。具体的な例を出しましょう。

電話が鳴ったと同時に、だれからかかってきたのかわかる。あるいは、なにかの拍子に知人のことが気になってメールすると、相手のほうがびっくりして、いま大事な相談があって私から連絡しようと思っていたといわれ、かえってこちらが驚く。いい考えがフッと思いついたのに、ほかの用にかまけてメモをしなかったので、あとからいくら考えても、なにを思いついたのか、どうしても思いだせず、もどかしさに歯ぎしりをした。こういった、「気づき」にかんする経験は、だれにでもあるかと思います。

しかし、「気づき」という「直観力の工夫」が、日常習慣に根をおろしていないと、せっかくの「気づき」もまぐれで終わる。「呼吸の流れ」から「気づき」という経験を見なおすと、日常習慣を「呼吸の流れ」にまで高め、日常習慣をみちびくのが、「気づき」であることがわかります。「気づき」とは、日常習慣を方向づける尖端をになう能力なのです。

「気づき」は動物の本能に似ていますが、本能はかぎられた環境の、ひじょうにせまい方向にしかはたらきません。これにたいして、「気づき」は生活習慣すべてにその力をおよぼすうえ、創意工夫の余地がたっぷりあたえられています。「気づき」と「本能」はこの点が決定的にちがうのです。いずれにせよ、「気づき」は万人に門戸がひろく開放されているのですから、ぜひ「気づき」という「直観力の工夫」をわがものにしていってください。

「勘」とは特殊専門の方向をとる「気づき」の力

よく「研ぎすまされた職人の勘」とか、あるいは野球の長嶋茂雄を「動物的勘の持ち主」「カンピューター」といっていましたが、いざ「勘」とはなんですかと問いなおすと、答えはたいていのばあいしどろもどろになってしまいます。それなのに、だれもが「勘」とはこんなものと知っている。いま、「気づき」についてのべてきたわけですが、「勘」がどんなものかをはっきりさせるには、「気づき」と「勘」をくらべてみるのがいいのではないかと思います。

「気づき」は生活習慣のすべてにその力がおよぶ、とのべました。では、「勘」という直観力はどのような力なのでしょうか。さしあたって、特殊専門の方向をとる「気づき」を「勘」と呼んでおきます。「勘」はいわば、一点集中でやしなわれる能力ですから、「直観力の工夫」にかけては、「気づき」は「勘」にとうていおよびません。「気づき」を「直観力の工夫」に転ずるたいせつさを自覚するのはなかなかむずかしいのに、「勘」には、はじめから工夫し、熟練するという志向がふくまれているからです。

「勘」は熟練の賜物といえます。人間は研さんするとなると、やはりなんらかのかたちで専門化せざるをえない。なにものかの熟練となるほかないのです。「気づき」が、その対象を生活全般に触手をのばすのにくらべて、「勘」は「腕」「芸」という名の、技術性がひじょうに高い反面、きわめて特殊な方

直観力の四様相

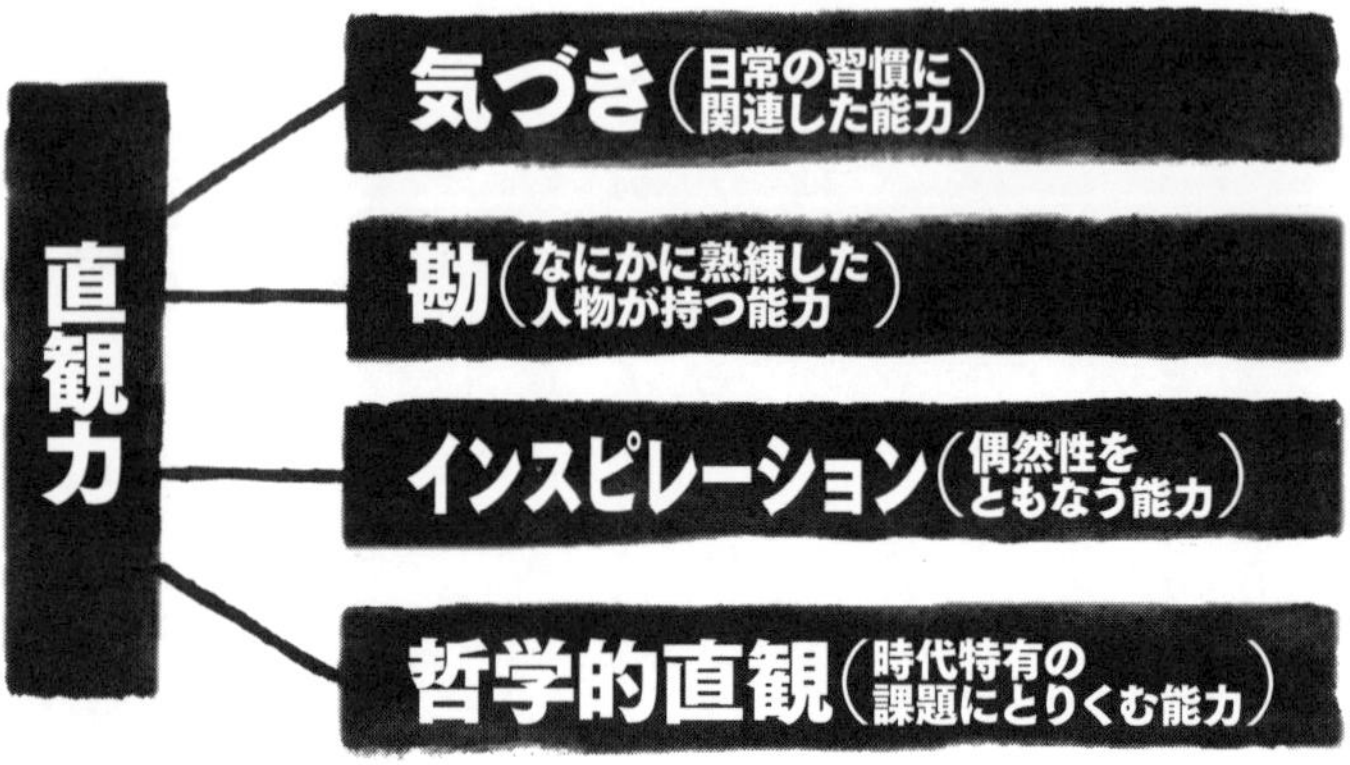

向に限定されているといえます。

「気づき」と本能は似ているようで似ていないといいましたが、「勘」にまで到達した直観力のほうが、むしろ本能にちかいところがあります。長嶋にたいする「動物的勘の持ち主」という評価は、この意味ではかならずしも的はずれではありません。「勘」は熟練しきった本能、本能にまで高まった熟練ともいえるからです。

名人の「勘」はほんとうに瞠目にあたいします。名人は勘どころ、見当、つぼをけっしてはずさないのです。名人は考えると同時に身体を動かし、手を動かす。しかも、身体が考え、手が考える。自分が打ち込んでいる対象を、巨細にわたって、独特の感触と舌触りで見抜く力こそ「勘」なのです。

名人においては「勘」と「腕」がみごとに融合する。名人にとって両者をわけるなんてまったく考えられないのです。そもそも、一人前でさえ、頭で考えることと、手が動くことが、まだまだ一致しない段階をいうからです。「腕」が冴えることは、そのまま「勘」がやしなわれることなのです。

名人こそ「玄人」の名にあたいする。「玄」というのは、色をいくども染めてできた赤黒い色をさしますが、その色調があまりにも微妙なので、一般（素人）には、見分けがつかない。転じて、そういう、はかりがたい色調を瞬時に洞察する人を「玄人」とよんだのです。「玄妙」という言葉もここに由来するといいます。名人はまさに「玄妙」を見分ける「玄人」なのです。

奈良にある薬師寺の、失われた西塔をみごとに再建した、宮大工の西岡常一さんも、名人とよぶにふさわしい人でした。西岡さんは東塔をモデルに再建することに決め、設計にとりかかるまえにその形を見ていたとき、「なにかおかしい」と感じたといいます。五重塔の初重の柱が短いうえ三重の屋根もせまい。しかし見ているのは古代建築の粋ともいえる薬師寺である。そんなことがあるはずはないと思いながら、どうしても「おかしい」という感じがぬぐえなかったのです。

西岡さんは、みずからの「勘」を信じ、西塔のその箇所の木材を、一尺ずつ長くするように手配したのです。その後の学術調査は、西岡さんの「勘」に寸分の狂いがなく、正しいことを証明しました。それは、室町時代の地震でゆがみが生じ、古代の息吹とはちがう当時の様式で改修されていたのです。

まことに恐るべきは名人の「勘」です。西岡さんの、古代建築にかんする知見がゆたかだったのはいうまでもない。しかし、すばらしいのは宮大工としての手ざわりの「勘」を信じたところにあります。ローマは一日にしてならないが、名人の「勘」も幾星霜の訓練が生みだした、神的ともいえる冴えなのです。

「インスピレーション」は努力を求める

直観力といったばあい、一般のイメージにいちばんかなうのが「インスピレーション」だと思います。しかし、先にいったように、直観力は四つに大別され、「インスピレーション」はその一様相にすぎないのです。とはいっても、「気づき」が日常茶飯事の小さなジャンプであり、「勘」が特殊な方向の熟練にかかわる直観力であるのにくらべて、「インスピレーション」はこのふたつとはあきらかに性質がちがいます。

「気づき」は日常習慣に「呼吸の流れ」を喚びこむことで磨かれる。「勘」は特殊なジャンルでの「気づき」の訓練が生む。これに比較すると「インスピレーション」には努力のあとや、汗の臭いが感じられない。一瞬の閃めきでいっさいが一変する、大きな力を秘めているからです。この飛躍力こそ、「インスピレーション」の最大の特徴かもしれません。

いずれの直観力も、日常習慣のなかではたらくのですが、そのありようが根本から異なるのです。「気づき」は日常習慣とセットの直観力であり、「勘」も名人クラスになると「神的」と形容したくなるすばらしさがあるとはいえ、長い訓練の果てにやしなわれる直観力であることはいうまでもありません。「気づき」と「勘」にはまだ人間的な余韻が感じられるのです。ところが、「インスピレーション」となると、その炸裂するような転換力を考えるにつけ、およそ人間的な尺度をはるかにこえているといえます。

「インスピレーション」はふつう〝霊感〟と訳され、天の息吹がはこんでくるメッセージと解釈されています。「向こうから」というニュアンスが強いのが、「インスピレーション」とよばれる直観力なのです。たんに発明、発見、創作ばかりではなく、啓示、回心、預言といった宗教上の体験や、さらに皆さんの関心がとても深い「恋」も、「インスピレーション」のカテゴリーにはいります。

「インスピレーション」にはすべて、突然に天の息が吹きこまれて、人格や発想が、「コペルニクス的転回」(カント)ともいうべき、百八十度の変容を迫られる、という共通点があります。「気づき」ならとり逃がすこともある。「勘」はまま「山勘」とダブるので外れることもある。しかし、「インスピレーション」はぜったいに外れることがなく、けっして逃れられない体験なのです。以降の生活は、「インスピレーション」のうながすままに、衝き動かされていくほかない、という特色があります。「尻に火がつく」のです。

詩人のヴァレリーは、「発見などなにものでもない。困難はそれを血肉化することにある」といいました。ここでいわれる「発見」とは「インスピレーション」のことですが、「インスピレーション」を受けるにも、「個性」と「なりゆき」が大きくからんでくるのです。

つまり、同じ「インスピレーション」といっても、努力の矢が折れ力尽き、研さんを放棄したあとに、突破口が一挙にひらかれるか、それとも最初に霊の息が吹きこまれ、そのメッセージを読みぬくために血のにじむ努力がはじまるという、ふたつの典型が考えられるのです。

前者を「放下型」、後者を「意志型」とよべると思います。ヴェレリーはあきらかに後者のタイプだったといえます。ただ、「個性」からみると、努力型が「意志型」であり、天才型が「放下型」と思えるのに、「インスピレーション」を受ける「なりゆき」は、かえって反対になるのが面白いところです。

そのタイプがどうであれ、努力は要求されるのです。先に、「インスピレーション」は人間的な尺度をこえるといいましたが、それは「インスピレーション」の性質を指摘したまでであり、努力が必須となると「インスピレーション」もまた、にわかに人間の相貌をみせるのです。しかし、「インスピレーション」を吹きこまれた人は、どんな苦しみにも負けない。「インスピレーション」を受けた瞬間の、全身をつらぬく創造的な歓喜は、試練が突きつけ、要求してくる努力の総量よりも、はるかに大きなエネルギーをあたえるからです。だから「意志型」といっても、歓喜のエネルギーが意志をたちあげる。たんなる努力とはおもむきがちがいます。この世に、歓喜を上まわるエネルギーはないのです。

エジソンは霊感の渦のなかを生きた

発明王のエジソンが、「天才とは一パーセントのインスピレーションと九九パーセントのパースピレーション」と、対句をきかせた名言を吐いたのは有名です。パースピレーションとは汗をかくとか、努力のことですが、エジソンにおいては、まず「はじめにインスピレーションありき」といえます。

エジソンは生涯、二千件にのぼる発明をものにし、特許もこのうち千三百件を取得しましたが、これは五日に一件、四年で三百件という信じられない数の発明なのです。しかも彼の絶頂期は、タイプライターを発明した二四歳を皮切りに三十年もつづきました。こんなに長いあいだ、「インスピレーション」にとり憑かれ、その渦中を生きた人は、歴史上でも稀有といわなければなりません。

創造的エネルギーのすさまじさで彼に比肩できるのは、K(ケッヘル)番号で六百二十六の作曲をした、モーツァルトの名まえがあがる程度です。

そんなエジソンですから、寝るひまなどあるはずがありません。じっさい、彼は一日二十時間発明に没頭し、睡眠はせいぜい四時間、ベッドでぐっすり眠ったなんていう経験はなかったといいます。ナポレオンの「四時間睡眠」はよく知られていますが、エジソンの、「インスピレーション」からやってくる熱狂は、実験台やソファでほんのすこし静められるにすぎなかったのです。

エジソンのようなクラスになると、疲労とか寝不足などは、「インスピレーション」の超絶的なエネルギーが、ぜんぶ吸収してしまうのです。ひとつの発明が完成すると、もう次のアイデアがこんこんとわいてくる。作品をつくりあげないうちは、アイデアが彼を追いかけまわし、眠ることをゆるさない。寝ても覚めても、彼は発明にのめりこむほかはなかったのです。

しかし、そういうエジソンでさえ、パースピレーションの尊さを説いてまわったのです。先ほど、宮沢賢治をとりあげたさい、「インスピレーション」を受ける絶対条件は、自分を空っぽにすることだといいました。それは、エジソンのいうこととなんら矛盾しません。エジソンが、「インスピレーション」を生かすべとしての、パースピレーションを強調したのに対して、自分を空っぽにするというのは逆に、「インスピレーション」を受けるにはどういう工夫があるか、ということなのです。エジソンのは、「インスピレーション」にかんする「意志型」の話であり、賢治のほうは「放下型」の話といえます。

モーツァルトは休息の天才であった

「インスピレーション」はいかにも、天のかなたからの息吹にちがいないとはいえ、こちらから迎えにいく方法なり、工夫があるということがいえるのです。

モーツァルトは、「インスピレーション」から贈られるアイデアが、「意図的にひねりだせない」けれども、「馬車での遠乗り、食事のあとの散歩、眠れない夜、ひとりぼっちでも楽しい気分ですごしているとき」には、どんどんわいてくる、と手紙のなかでいっています。これは、とても示唆にとんだ話ではないでしょうか。というのは、音楽をはなれてくつろいでいるモーツァルトを語っているからです。休息中のモーツァルトはすくなくとも創作にたいしては、「自分が空っぽになっている」のです。

モーツァルトひとりにかぎったことではありません。歴史上の、発見や発明にかかわるエピソードは、「自分を空っぽにすること」が、「インスピレーション」を受ける条件であるという、驚くべき一致を語るのです。それを、技法にまで高めたのが、宮沢賢治だったというのは、すでにのべておきました。

あまり根をつめすぎると、意識水準があがるばかりではなく、血圧も上昇し、息切れがおこる。そうなると、「インスピレーション」の生みの親ともいえる、エネルギーという「呼吸の流れ」から心身が切りはなされてしまう。意識の覚醒度の高さは、「インスピレーション」の到来と反比例するのです。一章では、「自分を空っぽにすること」を、「落ちる」という言葉でのべておいたと思います。「インスピレーション」を受けるには、一に意識水準の低下にかかっているのです。

これは、すべての「直観力の工夫」につうじる一般原則です。たんに努力すればいい、というものではありません。直観力のみちびきを受けない努力は、空しいことを知らなければならないのです。「インスピレーション」は思案の外ではたらくのです。思案にとらわれ、がんじがらめになると、それだけで「インスピレーション」は窒息する。だから、「インスピレーション」を受ける工夫は、思案の外にでる工夫ともいえます。

思案の外に出るとは、「呼吸の流れ」にもどり心身のバランスをととのえなおす工夫です。窓を閉じたまま濁った息を吐く、自分の匂いは、なかなか嗅ぎわけられるものではありません。考えあぐね、万策尽き、息たえだえになったときこそ、じつは最大のチャンスといえます。はじめて窓に目がいくからです。窓を開ければ空気はおのずと入れかわるのです。

ことわざに「一晩寝かせよ」とか、「果報は寝て待て」といいます。これは、「インスピレーション」を受けるためのヒントを語っています。じっさい、寝ることは意識水準を下げ、思案の外に出る、いちばん手っとり早い方法です。「眠りに落ちる」から「インスピレーション」という果報があたえられるのです。ポーリングは、紙人形のひもが手からラセン状にぶらさがっている夢を見て、蛋白質の分子構造を発見しました。「寝る子は育つ」といいますが、寝て育つのは子どもばかりではありません。「インスピレーション」もまた育つのです。

休息はインスピレーションの母である

フランスの偉大な数学者だった、アンリ・ポワンカレは、『科学と方法』という本のなかで、自分がどういう「なりゆき」で大発見にみちびかれたか、詳細に体験をのべています。たいへんにすばらしい本ですので、「インスピレーション」に関心のある人には、ぜひ一読をおすすめします。

ポワンカレは、いずれの発見にも、「インスピレーションにともなう絶対的な感」があったといいます。しかし、彼は「すすんで努力してもまったく無効」であり、「途方もない見当ちがいをしていたかのような気がする日が、幾日かつづいたあとでなければ、突然のインスピレーションはけっして下ってこなかった」と、たいせつなポイントをあげています。

引きつづいて、「いま、やっていること」からはなれて、休息しているときに「インスピレーション」が吹きこまれるといっています。モーツァルトとまったく同じことをのべたわけです。誤解を避けるためにいっておきますが、「いま、やっていること」に一生懸命でない人は、「インスピレーション」を受けるなんて、およそ無縁なのです。休息中の無意識活動は、意識上の呻吟と見合うはたらきしかないからです。「インスピレーション」にかぎらず、棚からボタ餅はこの世にはありえないと考えてください。

じっさいポワンカレの発見はすべて、「いま、やっていること」から身を引いた、休息中におこっています。「自分を空っぽにする」方法は、休息がそのカギをにぎっていたのです。休息は「息を休めること」であり、「息が休まること」です。多忙にふりまわされ、神経を酷使し、熟睡もままならない現代人は、エネルギーという「呼吸の流れ」に親しみ、休息のあたえてくれる恩寵を、再発見すべきだと思います。

ポワンカレの、いちばん劇的な発見は、旅行に出かけたい、乗合馬車に乗ろうと、その階段に足を触れた瞬間に訪れました。また、海におもむいて数日をのんびりすごしたときとか、兵役に服し、ある大通りを横切っているあいだに閃めいたり、「床のなかにあって半睡半醒のとき」に発見がおこったとのべています。つまり、難問から一歩しりぞいて意識と脳の活動が休息しているときに、「インスピレーション」の到来を受けているのです。

彼は、「インスピレーション」のこうした体験について、休息中に「精神が力と新鮮さを回復したためだ」と分析し、休息が無意識の活動を活性化せしめるゆえんを、しきりに強調しています。無意識の働きを衝き動かすエネルギーについては五章でのべるので、ここでは、「呼吸の流れ」が「インスピレーション」の源泉である、とだけいっておきます。

「知恵の工夫」は生きることの総合力を生む

直観力のさいごは「哲学的直観」です。この直観力は、むずかしい問題をふくみ、かんたんにはいかないので、要点だけをかいつまんでのべておきます。「気づき」「勘」「インスピレーション」の三つが、日常習慣の、実践の領域に方向をあたえる力であるのにくらべて、「哲学的直観」は理論と実践にあいまたがるのです。まえにも直観力と知性はちがう能力だといいました。ところが、「哲学的直観」は、知性を鋳めなおして直観力に転ずる。その眼で、日常をふくめた宇宙万物のいっさいを展望するのです。「哲学的直観」は、実践については「知恵の工夫」と行動をともにします。そこには、なんの相違がありません。「知恵の工夫」のうち、「言葉の工夫」のたいせつさをのべましたが、「哲学的直観」は「言葉の工夫」をより理論的に洗練し、世界というものを、根元から総合的に説明しようとするのです。

福沢諭吉は、みずからをふりかえって、「一身にして二生を経るが如し」といっています。「哲学的直観」も同様に、実践と理論という「二生」を生きるのです。常識と慣習がそれなりに安定している時代には「哲学的直観」はあまり要求されません。しかし、時代が大きくゆらぎ、これまでの常識や、慣習ではやっていけない激動期になると、「哲学的直観」が召喚され、新しい時代の課題にとりくむのです。それを牽引する傑物の出現が待たれるばかりです。

直観力の四つの様相についてのべてきましたが、それぞれの特徴をあげると、「気づき」は日常性、「勘」は熟練性、「インスピレーション」は天才性、「哲学的直観」は総合性となりましょうか。あとになるほど、より高度となり総合的になるといえます。

しかし、「知恵の工夫」という車は、「気づきの工夫」と「言葉の工夫」を前輪とし、「活力の工夫」と「共感力（感情）の工夫」を後輪とする。たんに「気づきの工夫」で終わるのではありません。「知恵の工夫」は、徹底して実践の方向をめざしますが、その総合性において「哲学的直観」にじゅうぶん匹敵し、しかもその可能性は万人にひらかれているのです。

その性格をみると、「知恵の工夫」は実践的であり、「哲学的直観」は理論的といえます。とはいえ、両者はその根底では共鳴しあうのです。西田幾多郎は、はじめ「知的直観」から出発した人ですが、晩年にいたって「行為的直観」といいなおし、その実践性を力説するようになりました。これは、どちらもよってきたる底流が、ひとつであることを物語っています。

ここで「習慣の工夫」についてものべておきます。「習慣は第二の天性」とか、「習い性となる」といわれ、習慣は生きることとの根本形式であると、古くからいわれてきました。さらに、カントは工夫ということに着目し、「努力によって得られる習慣のみが善である」といっています。しかし、私たちはもっと実践的に、努力の内容というか、どんな方向の努力をすればいいのか、その点を知りたいと思うのではないでしょうか。いったい、カントは「善」ということでなにをいいたいのかと。

カントは、みずから律することにたいへんきびしい人でした。その生活は規則正しく、散歩の時間もきちんと決められ、それがあまりに正確なので、近隣の人はその姿を見て、時間を測ったといわれるほどです。

こういう逸話を聞かされると、だれもがすばらしいと思うものの、現代のような複雑な社会ではとうてい無理だと考えてしまうし、はたしてそんな生活がよい習慣といえるのかどうか、すくなからず疑問がわいてくると思います。

そこで、だれもが納得のいく、よい習慣とはどういうものかを考えると、ここでも「呼吸の流れ」が有効なヒントをあたえてくれます。

よい習慣とは、「呼吸の流れ」がリズミカルにはたらく弾みのある生活であり、エネルギーが偏らない、滞らない、澱まないようにする、工夫のうちに求められる。つまり、エネルギーの高低、強弱、増減が、習慣のよしあしを決める基準になるのです。

エネルギーによる「習慣の工夫」は、意志の努力を上まわる。「なくて七癖、あって四十八癖」といいます。「七癖」のほうは注意すれば意識できますが、「四十八癖」はたぶんに無意識に沈澱し、意志の力がとどかないのです。

こうなると、「習慣の工夫」のうち最もすぐれた工夫は、日常習慣のなかに瞑想をみちびきいれることだ、という結論になります。

習慣は日に新たな生命の活動です。生命は形を生む。習慣とは生成変化する生命の形なのです。そういう生命の形成力をドイツ語で「ビルドゥング」といいますが、これには「教育」という意味もあります。

「生きる力」を高めるための自己教育は「習慣の工夫」にはじまり、「瞑想の工夫」にきわまるのです。瞑想こそ、生命を育てる根元的なエネルギーを「引きだす」からです。

第五章

エネルギーの力で
眠っている能力が目覚める

偶然のみちびきに任せる

「ぼんやりした不安」と、遺書にしたためて服毒自殺をしたのは、作家の芥川龍之介でした。昭和の初期とは時代状況が異なるとはいえ、現代でも「ぼんやりした不安」が、人心に蔓延しているのを、多くの人たちは他人ごととは思えない、と感じながら生きているのではないでしょうか。

ひるがえって、不安はいつも「ぼんやり」しており、はっきりとした像を結ぶほうが珍しいといえるかもしれません。人とは対照的に、動物は恐怖を知っていても、不安におののくことはない。ヘビににらまれたカエルではありませんが、カエルはヘビという対象を目の前にしておびえるのです。不安に駆られるのではありません。カエルはヘビに呑みこまれる危険から逃れれば、もう怖気づくことがない。一難去ればそれでおしまい、恐怖がのちのちまで尾を引くことはないのです。ところが不安は尾を引くので始末にわるい。

恐怖はおびえる対象を、眼前にするところからおこるのに、不安には具体的な対象が不在なのです。恐怖と不安はひじょうによく似た感情のように見えて、そのじつまったくちがう位相にある。両感情が生まれる基盤は根本的に異なるのです。それは、動物一般と人間との、存在様式のちがいからたちのぼる感情なのです。

では、その存在様式のちがいは、どこに由来するのでしょうか。これは不安になぜ対象が不在なのか、どうして不安は「ぼんやり」してしまうのか、と問うのと同じことなのです。また、この問いをないがしろにすると、人生をゆたかに拓くための「生きる力」を、ほんとうの意味で俎上にのせることができないのです。

両者の存在様式を根底から分けるのは時間の意識なのです。時間は一般に「過去—現在—未来」に区別される。面白いことに動物には未来という時間がないのです。動物といえども現在はもちろん、過去の時間意識はある。だから動物も記憶をもつ。これは別にペットを飼わなくてもだれでも知っていることです。

人間だけが未来という時間意識をもつのです。しかし、未来は実在しない。未来は文字どおり「いまだ来ていない」のであり、永久に「いまだ」の烙印が押されているのです。水虫という未来はウジウジと疼くのに、現在という靴の中で痒くなるので、掻きむしりたくても掻きむしれない。隔靴掻痒《かっかそうよう》の思いに地団駄を踏まなければならないのです。

未来は不在である。不安は対象が不在といいましたが、不安は不在であるはずの未来のほうから忍びこんでくるのです。いちばん身近ともいえる明日だって、じつは想像物であり実在しないのです。しかし、人間に未来という時間意識があるかぎり、明日は確実にくると信じないわけにはいかないのです。人間は未来が不在だと、どこかでわかっているから不安の感情にゆさぶられ、あえて未来を信じようとするところに、希望と期待の感情が生まれてくるのです。

期待どおりにものごとが運ばないとき、人の吐くセリフは決まって、「ああ、やっぱり」なのです。そして、期待の感情は反転して不安の感情が頭をもたげ、やがて心を羽交絞めにしてしまう。これは生きるうえで大変に恐ろしいことではないでしょうか。

当てにならない未来に依拠するほかに、人間の当てになる生きかたがないとすれば、人間は不安嵩じて絶望感に打ちのめされるほかありません。しかし、現代人がいちばん看過しているのが、じつは現在なのです。ほんとうに当てになるのは現在だと知らなければなりません。

というのは、動物の現在がたんに時間に封じこめられているのにたいして、人間が生きる現在は時間だけで完結しない、永遠の息吹が吹きこんでくる、窓になってくれるからです。時間だけで現在をつかまえようとすると、つかまえたと思った途端に現在は過去になる。「いま四時十五分です」といったのも束の間、「いま」は「いま」ではなく、過去へと放りこまれるのです。

ここに偶然というエネルギーの恩寵がある。偶然は「たまたま」生まれる事象ですが、そこにはエネルギーからのみちびきがあるのです。未来の感情である期待は、「期して待つ」ので「あらかじめわかっている」という性格があります。ところが、偶然は「思案（期待）の外」に生起する現象であり、「思いもよらない」ような事象に人を出会わせる。「ひょうたんから駒」といいますが、日常のありふれた時間から、サラブレッドさながらの駒（馬）が飛びだし、予想だにしなかった境涯へと、人を乗せて疾駆する。偶然とは運命なのです。

しかも、偶然は「いま」「ここ」で生まれる。偶然の出生地は「いま」「ここ」以外にありません。偶然という現象は、永遠のエネルギーの促しにつき動かされて、人の運命を大いに転回せしめる。偶然は「時と永遠」の劇的な遭遇なのです。これを「永遠の現在」といいます。

この意味で、瞑想は「偶然の技法」といってよいのです。瞑想はなにかを期しておこなう技法ではありません。瞑想は型をとおしてエネルギーの働きをわが身に喚びこみ知・情・意の人格バランスを深くととのえる技法なのです。不思議なことに、エネルギーにみちびかれた人格バランスは、そのエネルギー効果として偶然という現象を図らずも生みだすのです。

未来の時間意識は未来を生まない。「永遠の現在」が未来を引きよせる。現在がエネルギー的に充実しないで、どうしてよりよい未来が拓かれるでしょうか。現在がエネルギーに充たされるとき、明日という未来は手ごたえを増し、現在が空疎になるほど明日はいよいよ遠ざかる。「生きる力」の一大源泉はエネルギーであり、「生きる力」の尺度は一人ひとりの喚起したエネルギー水準なのです。

瞑想とは、現在という的《まと》を、永遠の矢で射抜く技法だと、いいかえても差しつかえありません。

無意識からの声を真摯に受けとめる

私は夏目漱石が好きで、よく読んでいるのですが、そのなかでも『道草』という小説には思いいれがあります。というのも、私流に解釈すれば、これは、エネルギーに由来する無意識の声について書かれた本だからです。

この小説のなかで、漱石は主人公にこんな言葉をいわせています。

「世の中に片づくなんてものは殆どありゃしない。一遍起ったことはいつまでも続くのさ。ただ色々な形に変わるから他にも自分にも解らなくなるだけのことさ」

『道草』は『明暗』と並んで、漱石の到達点を示す作品です。日常の、たんなるごたごたを題材にしているように見えて、それをとりあげる漱石の目は、ひじょうに透明です。主人公の健三は、いろんなことにふりまわされて生きているのですが、漱石は健三を突き放すのでも、味方をするのでもなく、あるがままにその姿をとらえています。

「世の中に片づくなんてものは殆どありゃしない」といった健三は、そのセリフを生きているし、また生きていくほかないのです。そのかぎりでは、健三の実感に裏打ちされているといえますが、残念なことに健三はそう語る自分の生きる姿は見えていないのです。

しかし、健三が右往左往するさなかで、「おまえは必竟何をしに世の中に生まれて来たのだ」と問いかけてくるものがあります。漱石はそれを「彼の頭のどこかで」と書いていますが、この「どこか」とは健三がけっして意識することのない、深い無意識からの声なのです。この問いは、タヒチで有名な、画家のゴーギャンの「われわれはどこから来て、どこへ行くのか」という、生きることの根元にかかわるものです。

彼はその声から逃れようとするけれども、その声は「なお彼を追窮し始めた。何遍でも同じことをくり返してやめ」ませんでした。

エネルギーは無意識をつうじて、健三がそろそろ人生を転換しなければならないことを、執拗に告げているのです。

ところが健三は、「世の中に片づくなんてものは殆どありゃしない」といって、その上にアグラをかいています。いまさら、無意識からの声にしたがって、自分の姿をあらためて見つめなおすくらいなら、世の中の「道草」をくいながら翻弄されているほうがマシと思ってしまう。「己のせいじゃない。己のせいじゃない」といいつつ、その声から「逃げるようにずんずん歩いて」いくのです。

もちろん、健三だって、ほんとうのところでは変わりたいと思っているはずです。そして、彼が無意識からの声を真摯に受けとめるならば、世の中に「片づく」ことがたくさんあることを発見できるはずなのです。

ひるがえって、健三は私たち現代人の生き姿そのものではないでしょうか。「どこかで」は変わりたいと思っているけれども、いざとなると二の足を踏んでしまう。それに、だいいちどうやって変わればいいのか、その手がかりがわからない。多くの現代人は健三と同じように、「どこかで」という無意識の声に促されているのです。

では、どうすればいいのでしょうか。私は「どこか」から聞こえてくる無意識の声にしたがえばいい、と思います。というのも、この無意識にひそむエネルギーを上手に引きだし、活用するための具体的な手だてを知っているからこそ、そういっているのです。

無意識からの声にしたがえば、問題を解決する道が見えてくることは、一章でもお話ししましたが、ここからは、その無意識の根底に脈づくエネルギーの働きとはどんなものかをお話ししていきましょう。

無意識の声に従えば、人間関係もうまくいく

一章で、無意識の底流をなすエネルギーをうまく使うと心が変わり、心身のバランスがよくなると書きましたが、無意識とは潜在能力といってもいいもので、意識よりもはるかに大きな領域をもっています。

このことは、私たちの活動を氷山にたとえると理解しやすくなります。「氷山の一角」という表現が

あるように、氷山は水面上に顔をだしている部分は全体のごく一部で、水面下はその何倍もの大きさがあります。そして意識というのは、ちょうど水面上に見えている氷山の一部、無意識あるいは潜在能力というのは水面下にかくれて表面には見えない部分と考えると、無意識は意識よりもはるかに大きいことがわかると思います。ここには、過去の体験や記憶のすべてがストックされています。

潜在能力とは潜在している能力、眠っている能力で、無意識のさらに奥に息づくエネルギーを使うというのは、こうした水面下にしまいこまれた潜在能力を引きだすということです。

たとえば共感能力などもその一つで、エネルギーが引きだされると、人に共感する能力、人と人が共感していく能力が高まります。逆説的ですが、人と共感できるようになるためには、まず自分とつきあうことができなければなりません。その余剰が共感能力となって、あふれでるのです。自分を扱いかねている人が、まま「あいつはイヤなやつだ」とか「あの課長の話しかたが鼻につく」といっているばあいが多いのです。

先に、瞑想の三大効果のひとつに、「共感力」の高まりをあげておきました。これは、エネルギーに満たされると、不思議と自己関係、自分とのつきあいが深いところからととのい、世阿弥の「離見の見」ともいうべき境地がひらかれるからです。私たちが自分とのかかわりの「名人上手」になると、「共感力」というたまものを手にできるのです。

私は日ごろ、人生相談もしているのですが、話を聞くだけで、その相談に対して何か具体的な答えを、私のほうから出すことはしません。ただただ、相談者の話を全身全霊かたむけて聞くだけです。しかし、徹底的に話を聞くことは、結果的にはその人の無意識の声まで聞くことになります。こうして聞いていると、不思議と相談者の心の奥から自然力がわいてきて、自ら答えを出すのです。こうしたことも無意識を包むエネルギーが高まった結果だといえるでしょう。エネルギーは「伝わる力」「伝える力」を内包し、その共鳴力でコミュニケーションを変えるのです。

もちろんこれは、指導するとか教育するといった性格のものではありません。ただ聞いてあげるだけで相手の自然力が高まる、つまり、これも一種の共感能力なのです。

エネルギーが高まると、無意識下にうごめくコンプレックスなどの心のこわばりもずいぶんと解消し、また、ささいな人間関係なども気にならなくなります。

人間の人格構造、人格バランスの形成にいちばん深くかかわるのは、両親の人格構造です。子どもは、両親のコンプレックスに敏感に反応しながら育ちます。

よく子どもが思いどおりに育たないと嘆く親がいますが、子どもは両親の無意識に沈澱したコンプレックスを敏感にキャッチして育つわけですから、それはごくあたりまえのことなのです。

コンプレックスはいわば、自我に汲みあげられなかった無意識の活動の一つともいえるものですが、それは、意識的な努力や意志で解消するのはほとんど不可能です。私たちが人間関係に悩むいちばん大きな理由も、コンプレックスどうしの葛藤であり、ぶつかりあいであるといってもいいでしょう。

しかし、心のずっと深いところで奔流する根元的エネルギーを喚びこみ、バランスのいい人格になると、コンプレックスは克服すべき対象というよりは人格の隠し味となり、妙味とさえなってきます。そうなると、コンプレックスに振りまわされないですむばかりか、繊細な感受性と共感能力が自分のなかにはぐくまれ、心がみごとなほど、しなやかになるのです。

エネルギーが生む心の余裕

会社などで、どうしても好きになれない上司がいたり、同僚と気が合わなかったりといったことも、エネルギーの働きでやわらかになります。このばあい、相手も自分もそれぞれ人格バランスをもっているわけで、それが人によってちがうのは自然なことです。兄弟でさえ人格バランスがちがうために仲がうまくいかないケースも少なくありません。

しかし、エネルギーの力によって人格のバランスがととのってくると、共感能力が高まり、それまで見えなかった相手のいい部分が見えてくるようになって、以前ほどは気にならなくなります。高みにのぼると、見通しがきいて周囲の状況がよくわかるようになるのと同じだといえばわかりやすいでしょうか。

ところが、エネルギーが低迷すると、狭い自我だけにとらわれ、心に余裕がなくなります。余裕のない人間に、相手のことをよく見なさいといっても無理なことです。ましてや、余裕のない人間どうしなら、少々のことでも争いになるのは当然だといえるでしょう。

余裕があるというのは、心がしなやかであるということです。つまりそれだけ高エネルギーであるということになりますが、これがさらに深まっていくと、いままで自分が悩んでいたことなどはまったくささいなものに思えてきます。たとえひどく落ちこんでいても、瞑想をとおしてエネルギー水準が高まってくると、それまで悩んでいた事柄がちっぽけなことに思えてくるのです。

私のところに瞑想を習いにきている女性のばあいも、同じようなことがありました。その女性は、結婚してご主人のお母さんと同居していたのですが、ご多分にもれずうまくいきませんでした。嫁・姑の関係というのは、日本の人間関係の縮図のようなもので、もともと世代と人格のバランスがちがうのですから、うまくいかないケースがほとんどです。

その女性もやはり、しっくりいかなくて悩んでいたのですが、あるとき、お姑さんがいつものように彼女にイヤミをいったそうです。そこで彼女も売り言葉に買い言葉、後先のことを考えずに「冗談じゃないわよ。おさんどんやりに嫁に来たわけじゃないんだから」とふだんからたまっていたものが、つい口に出てしまったというのです。すると、その直後はギクシャクしたムードだったけれども、しばらくするとお互いにすっきりし、それをきっかけにすごくうまくいくようになった、といっていました。

これは、瞑想によってエネルギーが心身にはずみを与えたからこそうまくいったのです。もし低い状態だったら、おそらく二人のあいだはもうどうしようもないものになっていたと思います。高いところに抜けたからこそ、たいした問題ではないととらえることができて、うまく距離がとれるようになったわけです。

また、ほかにも、小学校の先生で、何か気に入らないことがあるとすぐに生徒を怒鳴ってしまうという人が相談にきたことがありますが、このケースにしても同じです。その先生は、子どもたちがちょっと騒いだりすると、すぐに「うるさい！」と大声をあげていたそうです。ささいなことでもすぐにカッとなって怒鳴ってしまうので自分でも悩み、私のところに相談にきたのですが、瞑想力が身につきはじめるようになってからは、子どもたちがうるさかったことに問題があったのではなく、自分のバランスがととのっていなかったことに原因があったといっていました。瞑想のトレーニングをした結果、自分のバランスがととのい、子どもたちと呼吸が合うようになったというのです。

たとえば、大勢の人が集まってガヤガヤおしゃべりしているときに、その場が一瞬沈黙に包まれることがありますが、同様に、子どもたちと息が合うと、「うるさい！」と怒鳴らなくても静かになるといっていました。これなども、エネルギーの共鳴から生まれた好例です。

このことは、会社の仕事などでもいえることで、自己関係のバランスがいい状態にあると、「ここは一歩引いて相手にゆずったほうがいいな」とか、「ここはこちらが押すところだ」、あるいは「いったん引いて、そこからもう一度押したほうがいいな」といったことが自然にできるようになります。しかもこのようにエネルギー・バランスをととのえるコツを身につけると、そのレベルというのは以前のように低下することがありません。

「生きる力」の源泉は、エネルギーにある

私たちはエネルギーという「呼吸の流れ」のなかに生きています。そのなかでつねにいい状態に心身を保つためには、高度なバランスをとるということがひじょうに重要になります。日本語に「いい加減」という言葉がありますが、これほどバランス感覚を示したいい言葉はありません。「いい加減」は、中国の儒教では中庸、仏教では中道といいますが、こういうとなんとなくモラルみたいに固定されてしまう感じがします。しかし、「中庸」にしても「中道」にしても、じっさいにはとてもダイナミックな思想をはらんだ言葉です。

要するにバランスというのがひじょうにだいじで、うまくバランスをとればエネルギーがどんどん上がっていく、という思想なのです。エネルギーのリズムに浸っていると、そのリズムに自分が同調し、心身のバランスがととのってくる、ということを意味しているわけです。

バランスにもいくつかあり、心身のバランスのほか、自我と無意識とのバランスがあります。ほかにも、緊張と弛緩、交感神経と副交感神経とのバランスなどがあるし、筋肉でいえば骨格筋と平骨筋、

深層筋とのバランスもあります。こうした異質なものがつねに結びついているわけですが、それがすごくいい状態になるということです。その結果、共感能力も高まり、異質なものを受けいれる力も生まれてくるのです。

バランスがよくなってエネルギーが高まってくると、直観力なども磨きがかかってきます。共感力にしてもそうですが、直観力はたんなる脳の能力ではなく、もっと生命的なだれでも内在させている能力です。ただ眠っているだけにすぎません。それを目覚めさせ、十分に働かせるのが瞑想なのです。

現代人は、自我の力をもっぱら心の表層、社会生活だけに限定し、心の深層については「夢を見る」ことでしか知りません。社会生活の要求がきびしいために、自我の統制能力は社会生活だけで手いっぱいになってしまうのです。それだけでなく、自分が意識できないところで相当に圧迫され、無理を重ねているために、生命上のバランスや人格のバランスにも狂いが生じています。それをカバーするために余分な力を入れ、無理やりバランスを保とうとしているわけです。これではストレスにもさいなまれ、身体がおかしくなってしまうのも当然のことでしょう。

しかし、心の奥深くまで自分のものになればなるほど、エネルギーの咀嚼も深まり、心身にリズムがついて、少々の苦労などはものともしなくなります。自分でもびっくりするような、生きた活力がわいてきます。「生きる力」の源泉は根元的エネルギーにあるのです。それを引き出すのが瞑想の大きな目的なのです。

エネルギーの喚起でありえないような力が発揮できる

ドイツのA・ケクレという化学者が、ベンゾールという芳香族炭化水素の化学構造式を、夢の中のヒントから解明したというのはもう有名な話です。だれでも一度は化学の授業で勉強したことがあると思いますが、例の亀の甲の形をした構造式です。

彼は、炭素と水素がどうつながっているか、日夜気も狂わんばかりに研究していました。そんなある夜、夢の中でウロボロスという蛇が出てきて、自分自身の尻尾をくわえた。彼は日ごろから、炭素と水素のつながりかたを鎖のイメージで考えていたので、その夢を見たとたん「これだ！」と閃き、あの構造式を発見したのです。

また、「棲み分けの進化論」で知られた今西錦司は、いっぽうでは登山家としても有名であり、日本のほとんどの山に登ったといわれています。しかし、その今西にも、登山の経験も技術も未熟だったころ、若さにまかせてがむしゃらに高い山に登ったものの、途中でにっちもさっちもいかなくなってしまったことがあったそうです。不用意なことに、ザイルも持っていませんでした。

彼は進退きわまって、「もうダメかもしれない」と絶望の淵に落ちこみ、途方にくれていましたが、しばらくそうしているうち、突如として、ひじょうになごやかな気持ちがわきあがってきたというのです。そこで彼は、「自然の根底にある包容力、大慈大悲の力」にふれたと実感し、自分がにっちもさっちもいかない状況におかれていることも忘れ、しばらくその状態に浸っていたそうです。

かなりの時間をそうして過ごしたあと、ふと何気なく山の頂上のほうを見上げると、そこになんと「一条のルートが見つかった」というのです。もう絶対に登れないし、後戻りもできない、これで終わりだ、と思っていたのが、その一条のルートを見つけることができたために、登頂を進め、さらには無事に帰還することができたのです。

これはいずれも、無限のエネルギーによって思いがけない力が与えられた例で、今西はみずから、「無意識の世界にはいっていると直観がきいてくる」といっています。

彼は最晩年にいたるまで山に登っており、しかも、年をとってからは、よく酒を飲みながら、登山に挑戦していましたが、あるとき酒を飲んでホロ酔い機嫌で下山していると、だれかが「ここや、ここや」と声をかけてきたそうです。だれだろうと思って周囲を見渡してもだれもいない。そこで耳をすまして聞いてみると、それは木が呼んでいたのだというのです。

彼は足がもうだいぶ弱っていたので、以前から適当な杖がほしいと思っていたそうです。そのときはそんなことは忘れていましたが、呼び声のするほうへ行ってみると、杖にぴったりの木の枝が目にとまりました。このときのその枝が、その後、彼の愛用の杖になったというのです。

この体験について今西は、前述のようにいっています。彼は「直観」を自分の学問の方法論とした人ですが、その原点はやはり、こうした体験にあったといえます。このばあい、酒に酔って自我の統制能力がゆるんでいたことが大きいことは間違いありませんが、やはり若いときから磨きをかけてきた直観力が強力にはたらいたとみることができます。

ケクレのばあいも今西のばあいも、根元的エネルギーを引きだす、つまり瞑想状態になることで日常では考えられないような力を発揮したわけですが、こうした例は枚挙にいとまがありません。歴史上の大発見や大発明などは、瞑想状態から生まれた直観や閃きなどによる事例が数多くあります。

瞑想状態で大西洋を横断したリンドバーグ

史上はじめて、ニューヨーク＝パリ間という、大西洋横断の単独無着陸飛行に成功したチャールズ・A・リンドバーグは、ある意味では無意識の奥に横たわるエネルギーの力で快挙をなしとげ、世紀の栄光を手にしたといってもいいのです。

その体験は彼の書いた『翼よ、あれがパリの灯だ』で詳細に述べられていますが、輝かしい成功のほうはよく知られているのに、彼がどのような状態をくぐり抜けて快挙に導かれたのか、という面は意外に知られていません。しかし、私にいわせれば、彼の三三時間三〇分にわたるドラマは、瞑想がどんなものかを雄弁に語るものです。

海外旅行があたりまえになっている今日とはちがい、一九二七年の当時、大西洋横断は、いまの宇宙飛行よりも厳しい条件で行なわれたといっても過言ではありません。いま、皆さんが月へ旅行することを考えてみてください。リンドバーグの快挙はそれと同じか、それ以上に苦しく、無謀な冒険だったのです。じっさい、リンドバーグのライバルたちはそのほとんどが墜落事故で死亡したり、行方不明になったりしています。

ところが彼は、ただでさえ危険な旅だというのに、出発の準備におおわらわで、前日は一睡もしていませんでした。彼の「スピリット・オブ・セントルイス号」は、そんな最悪の状況のなか、パリへと飛び立ったのです。案の定、三時間もたたないうちに眠たくてどうにもならない睡魔が襲いかかってきました。単独ですから、もちろん交代の操縦士などいようはずもありません。わずか数秒でも眠ってしまえば、彼もライバルたちと同様、大西洋のモクズとなってしまうのです。

睡魔という言葉そのものが示すように、人を眠りに引き込む力には魔力があるのでしょう。しだいにまぶたが一トンほどにも感じられるくらいに重くなり、開けているのがむずかしくなってきます。しかし、目を閉じればそれは即座に死に通じてしまうし、かといって、睡魔に意志の力では勝つことはできません。これが、猛吹雪のなかの山中なら、歩くことで覚醒をつかさどる脳幹網様体に刺激がいきます。しかし、このとき彼が身をおいていたのは狭くて動きのとれない操縦席、彼は睡魔と闘うのに、最悪の状況下におかれたのです。

睡魔の極限にいたって状況は一変します。彼が書いたものを読むと、守護霊とみまがう幽霊があらわれて、突っついて起こしてくれたかと思えば、いろいろな指示をそのつど与えはじめる。彼の意識水準は相当に深く低下し、いまや水先案内人のような幽霊がいっさいを教え、先導してくれるのです。幽霊というのは、無意識のエネルギーが立体的に映像化したものといっていいと思います。無意識は深くなればそれだけ創造的となる。リンドバーグは死線を彷徨しながら瞑想状態へと運ばれ、パリの灯を目にしたのです。

窮地に陥ったときのエネルギーの底力

よくいわれるように、火事場の馬鹿力なども無意識のエネルギーによるものです。タンスなど、どう考えても一人では持ち上げられないような重いものを、お年寄りがヒョイと持ちだすことができたという話があります。あとで考えても、どうしてこんなものが持てたのか、まったくわからない。これは、持ち上げるまえに「これは重いだろうな。何キロくらいあるんだろう。一人では無理だな」などと意識していたらとても持ち上がるものではありません。あわてているためにそうしたことを意識するひまがなく、無意識の状態にあるからこそ持ち上げられるのです。

人間生きるか死ぬかの局面に立たされたときや、心身が疲労困憊の極みに達したときに自然に無意識の力が喚起されますが、いわば日常的にそういった状況に自分をおけるようにするのが瞑想なのです。といっても、いつも死ぬか生きるかの局面に立っていろというのではありません。それでは、肉体的にも精神的にも疲れはててしまいます。

そこで、たとえば火事場の馬鹿力を一〇〇としたとき、ふつうはその半分以下の力しか出せないところを、七〇くらいまで出せるようにしようということです。七〇くらいなら、肉体的に疲れることもなく、心もゆたかに息づいて生きる活力がわいてきます。瞑想によってそういう状態にすることは十分に可能なことなのです。

今西錦司やリンドバーグのケースもそうですが、無意識の奥に脈づくエネルギーが喚起されると、進退きわまったときに解決策を教えてくれるということもあります。にっちもさっちもいかず、解決策が見えてこないというのは、意識レベルと無意識レベルとのバランスが中途半端だからです。ほとんどの人は日常的にそういう状態にあるのですが、しかしほんとうの極限状態に立たされると、だれでも意識レベルが下がり、無意識レベルが浮上するようになっています。

しかし、ほんとうの極限状態にはそうそうなれるものではありません。たいていはその手前で解決しなければならないことが多いわけですが、エネルギーのバランスが高度になれば、万事休すの状況であっても思いがけない光がさすのです。

仙厓の絵

仙厓といえば、江戸時代の禅僧ですが、その飄逸な画風もたいへんに有名です。彼の描いた「円、三角、四角」の絵はとりわけ人口に膾炙《かいしゃ》したもので、皆さんもなにかのおりにご覧になっているのではないでしょうか。

この絵のなかで、仙厓は自我を四角であらわしています。人間、四角四面で生きれば、すぐに息がつまって苦しくなり、ストレスにも弱い心身となってしまいます。またこれは社会生活の領域といってもよく、たとえばありきたりの勉強では知識は身につくけれど知恵は身につかない。もちろん机上でのマニュアルをこなす勉強もだいじでしょうが、あくまでも形式的な勉強にすぎず、それだけでは角がたってしまいます。カドはツノとも読むのです。

まず、四角を一つ、書いてみてください。つぎに、その四角を真ん中において、それを包むように円を描いてみましょう。この円は宇宙大自然をあらわし、自我が自力の領域なのに対して、他力の領域を示しています。この円と四角の大きさの割合は七対三くらい、ちょうど真ん中に四角い穴があいた寛永通宝のような形が理想です。三角であらわされる瞑想は、そういう理想の比率にするための手段です。とはいえ、瞑想の初歩段階では、円に対して四角が占める割合が大きく、それは、宇宙大自

円は根元的エネルギー、四角は自我をあらわす。
円が四角を包む比率が７対３になると、理想的な人格バランスが生まれる。

然の流れを拒んでいることを意味しています。

日光東照宮の陽明門は、十二本の柱で支えられていますが、そのうちの一本が「逆さ柱」になっているのをご存じでしょうか。柱は彫漆紋様のグリを地紋として白く塗られているのですが、裏の通路の、一本の柱の地紋だけがほかとは逆になっているのです。このため「逆さ柱」といわれるわけですが、ここには、私たち現代人が忘れてしまった知恵がこめられています。現代人はともすると、何でも完全にしようとこわばった発想にとらわれがちです。完全とは欠点のないことであると思っているふしさえあります。

ところが私たちの祖先は、完全とはむしろ欠点を受けいれ、それを咀嚼することであると考えたのです。要するに、欠点がないと呼吸がスムーズにいかないことを知っていたわけです。「欠点のないのが欠点」といういいかたがありますが、その意味をよく理解していたといってもいいでしょう。

宇宙大自然は、瞬時もとどまっていません。人の世も同じで、およそ予測できない転変をくり返しています。こうしたなかで機に臨み変化に対応していくには、ありきたりの発想ではうまくいきません。四角四面というのは、頭のなかでの完全さで、宇宙大自然の完全さとは違います。そんな発想ではなによりも息がつまり、余裕の生まれる余地がありません。

そこで必要なのが欠点で、欠点があると宇宙大自然と息を通わせることができる。私たちの祖先はそれを知っていたので、あえて完全さを欠く「逆さ柱」をもうけたわけです。たとえば身近な例でいっても、かしこまった完全無欠のような人は魅力が感じられないし、つきあっても面白みがまったくない。欠点は遊びといってもよく、車のハンドルに遊びが必要なのと同じで、私たちが宇宙大自然の流れを取りこむにはどうしても必要なものです。

人間のやることなすことには、かならず穴があります。人間が思う完璧さなど、しょせんは頭のなかのことでしかありません。先人たちの知恵には、大自然に対する畏敬と謙虚さが背景にある。それは、人間の努力では足りない分を、大自然の力でカバーしてもらおうという知恵なのです。そのために、わざとはじめからどこかを「崩す」のです。

日本には古くから、完全をよしとしない、いわば「崩しの美学」のようなものがあります。「逆さ柱」もそうですが、たとえば焼き物などにしても、定規ではかったように左右対称になっているのは好まれない。どこかがちょっとつぶれていたり曲がっていたりしたものが好まれる。これは、対称的にすると宇宙大自然の力が働く余地がなくなってしまうことを知っていたことによるものです。

たとえば電車のレールなどは、継ぎ目を四角四面にピタリとくっつけるのではなく、わずかにすき間をあけてあります。よく知られているように、鉄が温度で伸縮するのを計算してこうしているわけですが、これもある意味では宇宙大自然の力で、その流れをうまく引きこむには完全であってはならない、ということです。瞑想もじつはこれとまったく同じだといえるのです。

一芸に秀でた人が見せる、大自然力

先に円い宇宙大自然と四角い自我との割合は七対三くらいが理想的であるといいましたが、エネルギーの内包量が大きくなり、自我そのものがやわらかくなってくると、円の占める割合が大きくなってきます。するとその人は、その分だけ個性が出て、宇宙大自然の力がどんどん吹きこまれるので、個性がより際立ってくるわけです。

歌手などでもこうした例はたくさんあります。歌手は、たんに歌がうまいだけでは人気が出ないことはだれでも知っています。歌のうまさだけからいえば、クラブ歌手などのほうが人気歌手などよりははるかにうまい。にもかかわらず全国人気にならないのはやはり、円の占める割合が少ない、つまりエネルギーの喚起力が弱く宇宙大自然の力をうまく取りこめないからです。

一芸に秀でた人や、超一流のスポーツマンなどは、生まれながらにしてエネルギーを引きだし、高める能力をもっているのです。もちろん、そのたずさわる固有の技術体系と溶けこみ、いわば一如となって表現されるので、その点について彼らと語りあってもあまり生産的な話は出てこないと思います。彼らはおしなべて、「このこと（自ら行なっていること）を知らない。しかし、彼らはこれをなす」（マルクス）のです。

日本には「稽古」というとてもいい言葉があります。これは「古《いにしえ》を稽（考）える」という意味です。古というと、ふつうにはたんに古びたもの、あるいは伝承とか伝統といった、できあがったものというニュアンスがありますが、いずれも過去形です。しかし、本来は「忘れられたもの」でありながら、「忘れてはならないもの」「それなしには生きていけないもの」であり、生きる始源の息吹を伝える言葉、ととらえたほうが、実りがあります。つまり、古は汲めども尽きない創造の源泉なのです。

優れた人びとは、意識はしていませんが、根元的エネルギーを喚起するのが「稽古」であることをおのずと知っているのです。しかし、その域に達しない人は「練習」はするけれども「稽古」はしていないのです。「稽古」は瞑想の消息を伝える言葉だといえます。

無意識への王道

夢というのも、無意識の世界につらなっています。

夢判断で知られるフロイトにせよ、師のフロイトから訣別し、独自の体系をつくったC・G・ユングにせよ、「夢分析」を重要視した点では、共通しています。ただ、ユングは無意識を「個人的」と「集合的（人類的）」に区別し、フロイトの無意識は前者のみにあてはまり、それよりも深い無意識についてはなしのつぶてだとしました。

これは、フロイトがもっぱら神経症をベースに理論化をはかり、ユングが総合失調症の患者を相手にした、というところにちがいがもとめられます。神経症の患者は自我の統制能力はあるが、コンプレックスにふりまわされている症状であるのに対して、総合失調症は自我そのものが無意識の襲来を受けて、社会生活ができないからです。

症状形成の要因は、根本的に異なるのです。神経症は「生まれてこのかた」にその根があり、総合失調症は禅でいう「父母未生以前」の、自己成立それ自体にまつわる病なのです。両者が、その理論をつくりあげるのに、なによりも依拠したのが患者の語る夢だったのです。無意識を探究する、大きなよりどころになったので、夢は「無意識への王道」といわれるのです。

ユングは、集合無意識の次元を発掘することで、師のフロイトが認めなかった、無意識の創造的なエネルギーを見いだしたのです。仏教には唯識《ゆいしき》派という一派があるのですが、彼らが「アーラヤ識」と呼んだ心の層と、ユングがあらたに発見した集合無意識は、ほぼ同等の次元なのです。

ただし、フロイトもユングも、患者との「対話」をとおして、それぞれ無意識を見いだしていったのに比べて、唯識派のほうは別名「ヨーガ学派」というように、あくまでも瞑想修行で心の奥を探究したのです。つまり、唯識派にいわせれば、瞑想もまた「無意識への王道」なのです。

唯識論を大成したインドのヴァスバンドゥ（世親）は、アーラヤ識について「恒《つね》に転ずること暴流《ぼる》のごとし」といっています。心の層は深くなればそれだけエネルギー強度が高まり、もはやありきたりの方法では馴致することができません。

「心を変える」「運命を転回する」といっても、心と運命が、そういう深いところに源泉がある以上、そこまで下降して変わらなければ、瞑想を学ぶ意義が出てこないのです。つまり、自我と無意識エネルギーの人格バランスは、そこまでいかなければ変わらないのです。また、人格バランスが変わらないような瞑想法だったら、あらためて学ぶにあたいしないといえます。

瞑想は効果があるだけに、そのぶんまちがったやりかたをしたらたいへんな危険があります。危険というのは、その技法のレベルが高ければ高いほど、無理なポーズや過激な呼吸をするので、内臓がゆがんだり、腸がねじれたり、脊椎が傷ついたり、あるいは過酸素や酸素不足で脳に致命的な障害を負ったりします。

また、無意識の心的エネルギーの恐さを知らないで、十分な準備のないまま解放したりすると、無意識が脈絡もなく暴れ狂い、精神が自我とのバランスを崩して分裂気味になって無表情となってしまう。禅が教唆する「魔境」という魂のブラックゾーンに落ち込んで、二度と脱出できないということにもなるのです。

三章でも「型」の思想を強く述べてきたのは、「型」がないと「魔境」に陥没しやすいし、かりに「魔境」に吸いこまれても、「型」が救ってくれるのです。禅が、「坐相」をやかましくいうのは、ここに理由があります。禅の結跏趺坐は、おぼえるのには骨が折れますが、「型」としてひじょうにすばらしいものです。

「型」は、危険を回避するための生命保険のようなものともいえますが、これはネガティブな一面的なとらえかたです。本来は無意識を通路とする創造的エネルギーを心身に呼びこみ、自家薬籠中にする、水路をつくってくれるのが「型」だからです。「型」によってはじめて瞑想は根元的エネルギーをベースとする「無意識への王道」となるのです。

三つの丹田を同時に養う

私たちの身体には丹田というポイントがあるのをご存じでしょうか。

丹田とは人間の身体のうちでもっとも重要な点で、いわばエネルギーの通り路です。ただし、丹田は、鍼灸のツボや経路と同様、解剖学的には裏づけられない。あくまでも体験的に知るほかないのです。丹田は体のなかにいくつかあるのですが、アルタードの瞑想法で重視しているのはオヘソから五センチぐらい下にある下丹田（ヨーガではマニプラという）と、胸部の中丹田（同じくアナハタ）、頭頂から眉間にかけての上丹田（同じくサハスラーラとアジナー・仏教では白毫《びゃくごう》の三つをいいます。

瞑想法、とくに私が提唱しているアルタードの瞑想法では、この丹田が大きなポイントになります。

丹田というと一般には、全身の精気が集まるところ、というようにとらえられ、臍下丹田がよく知られています。しかし丹田はほかに、上丹田と中丹田とがあります。

丹田をヨーガではチャクラと呼んでいますが、エネルギー器官といってもいいものです。一般の腹式呼吸では、ヘソの下三寸くらいのところの下丹田は活性化されますが、頭頂から眉間にある上丹田や胸部の中丹田にまではエネルギーがまわらないばかりか、三つの丹田の配線がうまくつながらないのが欠点となっています。健康法としては有効ですが、それ以上のエネルギー効果を生みだしにくいのもここに原因があります。そこへいくとアルタードの瞑想法では、この三つの丹田を同時に喚起することができるところにいちばんの特長があります。

上丹田、中丹田、下丹田の三つの丹田にはそれぞれ役割があります。まず頭頂から眉間にある上丹田は、叡智の器官ともいえるものです。胸の中丹田は愛の器官です。愛というのは慈愛の愛で、共感能力の源泉といってもいいでしょう。これをやしなうと、人を包みこみいつくしむという心が広がる。そしてもう一つの下丹田は、力の器官です。俗にいうパワーの源と理解していいと思います。

丹田は知・情・意の源泉になっているといってもよく、瞑想ではこれをやしなうことが大きな目的となっています。ただし、これらはあくまでも根元的エネルギーを呼びこみキャッチするための器官と理解したほうがいいでしょう。

たとえば、十年ほどまえからアルタードの瞑想法をやってきたビジネス・エリートがいますが、その人は朝会社に行くとまず、名刺のファイルを取りだしてそれをパラパラとめくるそうです。すると、そのなかでかならずピンと閃めくものがあり、そこで目についた人に連絡すると、たいていのばあいは話がトントンと進み、仕事がうまくまとまるというのです。これはどう考えても人間の知性の問題ではありません。

また、上丹田をやしなうと色が見えてくるという人もいます。それは「赤・橙・黄・緑・青・藍・紫」の虹の色のどれかで、このうち赤はいちばんエネルギーが弱く、反対に紫はエネルギーがいちばん強いのです。だから位のいちばん高いお坊さんは紫の袈裟を着ているわけです。そして訓練しだいでは、紫が見えてくるようにもなります。

色というのはイマジネーションの源泉の一つです。そこからさらに訓練を積んでいくとこんどは色が集約されて映像として浮かんでくるようになります。

ある人などは、自分の心臓が微に入り細に入り見えるというのです。これは、目ではない目があるということです。かならずしも脳のコントロールを受けていない心の領域があるということです。

丹田をやしなうことでこうしたことが可能になるわけですが、一般の瞑想法では、三つの丹田をやしなうといっても、それぞれ一つずつやしなう方法をとっています。

最初に下丹田をやしない、つぎに上丹田、そして最後に中丹田というように順番にやしなっていきます。しかし、一口に丹田をやしなうといってもそれは容易なものではありません。たとえば一つの丹田をやしなうにはふつう五年くらいはかかります。ということは、三つの丹田をやしなうには十五

丹田をやしなうことで、エネルギー水準が上がる

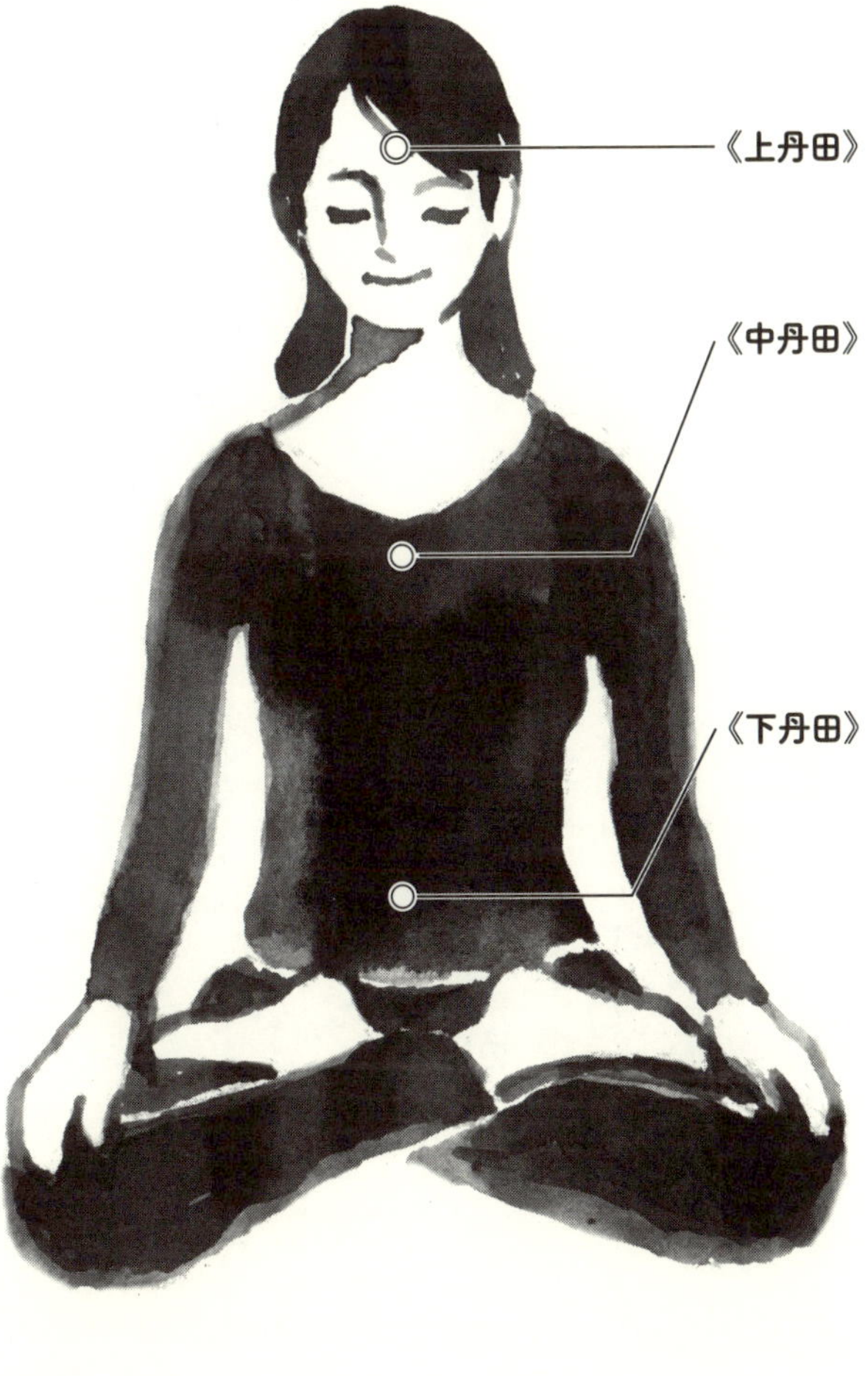

《上丹田》 頭頂から眉間にある「智の器官」――直観力を喚起する
《中丹田》 胸部にある「愛の器官」――共感能力の源泉
《下丹田》 へそ下三寸にある「力の器官」――生きる原動力

丹田は根元的エネルギーを呼び込む重要な器官。
アルタードの瞑想法では、この三つの丹田を同時喚起する。

年もかかってしまうわけです。

しかし、私の瞑想法では、これら三つの丹田を同時にしかもバランスよくやしなうことができます。その結果どういうことが起こるかといえば、まず直観力が磨かれます。もちろん、人からみて「あの人は直観力がすごい」というのではなく、自分のなかの眠っていた能力が目をさますということです。ほかにも、共感能力が高まるとか自然治癒力が高まるとか、いろいろなことがあげられますが、三つの丹田を同時に喚起することで、それぞれがひじょうにバランスよくととのっていくのです。

「生きる力」が高まることに、瞑想の意義がある

私のところには、まさに多士済々、いろいろな人が訪ねてきてくださるのですが、なかには困った人もいます。ほとんどの人は、方向性をもって瞑想に取り組んでいますが、困った人というのは、瞑想を、なにか競争とか、日常とかけはなれた特別のことのように誤解しているようなのです。

先日も、「先生、とうとう宙に浮きましたよ」と得意気にいう人がいました。家で瞑想していたら、身体が宙に浮いたというのです。

まえにもお話ししたとおり、いままで、私は何人も瞑想中に飛んでしまう人を見てきましたし、そういうことは珍しいことではありません。やはり、これも丹田がきちんとやしなわれていない、つま

り、ちゃんと呼吸ができていないということでもあるのです。ですから、「へえ、宙に浮いたんですか。でもそれがどうしたんですか」と聞いたところ、彼はエッという顔をしてしどろもどろになり、黙ってしまいました。おそらくなんとも答えようがなかったのでしょう。

私は、瞑想は社会生活に根を下ろすものでなくてはならないと思っています。つまり、宙に浮いたからといって、それが浮いたままで好きなところへ移動できるというのであればともかく、たいして「生きる力」を高める役には立たないということです。スプーン曲げにしても同じことで、曲げるならペンチを使ったほうが楽だし、だいたいスプーンを曲げたからといって、何の役に立つでしょう。

とはいえ、瞑想には超能力がつきものであることは間違いありません。これまでのべてきたように、瞑想は根元的エネルギーを自らの心身に喚びこむ技法ですから、エネルギーが内包するさまざまな力が同時に身についていてしまうのです。

無意識は奥へ行けば行くほど、通常の時間と空間の枠組みがゆるみ、独自の活動をしています。このため、時間もふつうの「過去―現在―未来」という図式があてはまらない動きを示すのです。ですから、ここまで意識水準が低下すると、透視やら予知やらの能力が引きだされてしまいます。

パタンジャリは『ヨーガ・スートラ』をまとめた人ですが、この超能力を苦々しく思い、その危うさについて口を酸っぱくして警告しています。ヨーガの副産物としてやむをえないが、そんなものは相手にするな、というわけです。

超能力などにとらわれてしまってはせっかくの修行もちがう方向にそれてしまいます。瞑想は、修行のレベルの高さを競い、つぎつぎに厳しい修行を行なうような、それ自体を目的とするものではないからです。

これはどうも、若い人に特にいえるようですが、瞑想すれば超能力が身につく、厳しい修行をすればするほどいい、という大きな誤解が一般にはあるようです。瞑想は、超能力者になるために行なったり、瞑想するために瞑想したりするのではなく、「生きる力」を高め、よりよい人生を拓くための純粋手段にしたほうがいい、というのが私の考えかたです。

インドのヨーガの行者や、出家の行者とちがい、私たちは一般社会に生きています。当然、多くの他人とかかわりをもたなくてはなりません。そのなかで、人とのかかわりを円滑にし、ひいては社会生活をスムーズにおくり、なによりも自分の人生をゆたかにすることが、私の提唱する瞑想の目的なのです。

瞑想することで、あなたの生活がじっさいに変わっていくこと、そして人格バランスが深くととのい、心身ともに活力に満ちることのほうが、超能力などを身につけることよりもたいせつなことだと私は思っています。

ところが「修行を積んだ」という人ほど、自分が何のために瞑想しているのかを忘れてしまいがちなのです。しかし、自己満足の瞑想をつづければつづけるほど、社会生活からは遠ざかり、ヘタをすればドロップアウトしたまま現実に戻れなくなってしまうこともあるのです。

たしかに、瞑想は自分自身の心の深い部分に下りていき、そのあいだは外界との接触が絶たれるため、閉鎖的になりやすい面はあります。また、山にこもったり、どこかの道場などに泊まりこみで行ったりすると社会生活から遮断されてしまうということも、こういった自己満足の瞑想に陥る一因かもしれません。

アルタードの瞑想法では、「生きる力」をやしない、人間関係から身体の調子まで、私たちの生活に瞑想を役立てることを目的としています。

そのためには、瞑想をとりちがえないこと、つまり、瞑想のために瞑想したり、超能力を身につけるために瞑想したりしても意味がないのだということを、きちんと理解しておいてください。

瞑想に、奇跡の力を求めてはいけない

先日、私のところにある受験生がやってきました。私が「なぜ瞑想しようと思ったのですか」とたずねると、彼は「瞑想すれば合格できると思ったので……」というのです。

こういった思いちがいにもほんとうに困ってしまうのですが、瞑想は、もともと持っているのに発揮されていない力を活用するための手段です。

つまり、勉強をしていない人がいくら瞑想しても、持っていない力は引きだしようがありません。瞑想なんぞしているヒマがあったら、単語の一つでも覚えたほうがマシというものです。

宇宙論で有名なホーキングは、彼の同僚が、研究のために瞑想に取り組んでいるというのを聞いて、軽くいなしたといいます。この同僚は受験生と同じように、瞑想すればいい研究ができるという錯覚をしてしまったのでしょう。私たちは、ホーキングの健康な感覚こそ尊ぶべきなのです。

ただ、誤解のないようにいっておきたいのですが、瞑想することで勉強しようという意欲を生み、頭がすっきりして学んだことが頭にはいりやすくなる、というメリットがあるのも事実です。瞑想が日常生活に役立つというのは、なにか奇跡のような力が働いてすべての願いがかなう、というような、ムシのいい話ではありません。努力しやすく、実効のある心身をつくることが、瞑想の目的なのです。

こんな女性もいます。彼女はひじょうに強いパワーを持った、頭のいい女性で、いつか「成功」するんだと、口癖のようにいっていました。

ここまではべつにいいのですが、彼女は瞑想するときにまで、なんとかの一つ覚えのように「私は成功するんだ、成功するんだ」と念じていたのです。聞けば、以前に通っていた能力開発の講座で、潜在意識に「成功したい」という念をたたきこめば望みが実現すると教えられたのです。

しかし、こうして頭のなかだけで「成功したい」という思いを募らせていると、心身のバランスが崩れ、体が強い念を支えきれなくなります。こういう状態では、たとえ彼女がかりに成功しても、長続きはしないでしょう。

おそらく、身体のほうが先にまいってしまい、成功したとたんに入院、なんてことにもなりかねません。しかもある一つの思いや目的だけを、無理やり頭の中にたたきこむと、そうした念のために、体験者の人格バランスがおかしな方向に流れてしまうこともあるのです。

それがわかっているので、ことあるごとに彼女に「そういう瞑想の仕方は間違っているよ」と忠告していたのですが、この手の人はとりわけ頑固で聞く耳を持ちません。私の忠告を口うるさく感じたのか、最近は私のところにも顔を見せなくなりました。体調を崩していなければいいが、と思う反面、ああいう人は一度痛い目を見ないとわからないだろうな、などとも思うのです。

瞑想法のおさらい

1. アルタードの瞑想法は「息の技法」である

アルタードの瞑想法を形成する三大要素が姿勢（調身）、呼吸（調息）、心（深層意識までおよぶ調心）であることは何度もくり返しのべてきました。アルタードの瞑想法では、この三大要素がよどみなく流れることから始まります。

通常、人間は「身、息、心」がバラバラに働いているものです。しかし、アルタードの瞑想法では、「息、身、心」をととのえていくことから始まり、そしてこの三つが統一されてスムーズに流れるようになると、不思議な安らぎに満たされるようになります。そして心の深いところから無限のエネルギーが流れこみ、体中に「生きる力」がみなぎるのです。そのためいらいらしたり落ちこんだりすることがなくなり、ウマが合わない人とも折り合いがつくようになります。こうして人間関係や周囲の環境が変わり、人生がどんどん好転していくのです。

アルタードの瞑想法がこれほどの効果を持つ秘密は、呼吸法にあります。ヨーガや坐禅では、まず姿勢をととのえる必要がありました。しかしアルタードの瞑想法では、はじめに呼吸をととのえます。

これが従来の瞑想法にはない一つの特色です。呼吸さえととのえれば、姿勢は自然にととのっていくというのがアルタードの瞑想法ならではのやりかたです。そのため無理なく、かんたんに瞑想することができるわけです。

では、なぜ呼吸をこれほど重視するのか、もう一度おさらいすると、まず、人類は直立二足歩行という生存様式を手に入れた代償として、息がすぐにあがってしまい、吸うことが呼吸の中心になっていることがいえます。

よく横隔膜のことがいわれますが、あれはどちらかというと吸うための筋肉であって、そこが鍛えられても吐くことが上手になる保証はありません。吐く専門筋はわずかに肋間筋とか斜・横・直の腹筋であり、これではとうてい深い呼吸はできないといえます。解剖学者の三木成夫がいったように、「人類は吐く専門筋がない」というほうがいいのです。ただし、人間の赤ちゃんは腹式呼吸をしています。

このため、人類はその誕生以来、なにかと息苦しい生存を強いられるところへ追いこまれ、そのジレンマの前に立たされていたのです。ただ、人類は動物のような本能を欠落させている反面では、創意工夫する能力が与えられています。息のつまるところに独自の呼吸法の創造があったのです。

しかも、人類は肺呼吸の欠陥をのりこえるのに、宇宙の根元につながるエネルギー呼吸、つまり私のいう「ハ音」の呼吸をもって応答してきました。肺呼吸の弱点を見つめるなかで、宇宙に満ちみちたエネルギーを感得し、それを呼吸の技法にまで高めたのです。

そのポイントは、息を吐くところから始まります。吐く息の専門筋がろくにないのに、吐く息を最優先にしたところに呼吸法の偉大さがあります。そして、人類はその技法をとおして、さらに宇宙大自然のふところに深く参入し、息をかよいあわせることで宇宙の奥に潜む根元的エネルギーの叡智、愛、力を掌中にしたのです。

私はいままでさまざまな人に出会い、呼吸法の指導をさせてもらってきましたが、そのなかでも、せわしい呼吸をする人ほど活力の持続性がなく、そのぶん相当に無理をする傾向にあることがわかります。反対に年をとっても健康でカクシャクとした人は、ゆっくりとした深い呼吸をする人が多いようです。

ところが、えてして現代人は大変浅い呼吸をしがちです。人は通常、肺のわずか二〇パーセントしか活用していないという実験結果も報告されています。人間の平均呼吸数は一分間に十六〜十八回くらいですが、これはかなりせわしい呼吸といえるのです。

日常を振り返ってみると、むかむかしたり、うんざりしたりするときは決まって呼吸が浅くなります。呼吸が浅いと心が狭くなり、知恵の働きが鈍るのです。

このように呼吸は、人間の生きかたから性格、寿命にまで影響を与える重要なファクターなのです。そこで姿勢や「型」などのほかの要素よりも、まず、呼吸をととのえることで、だれでもかんたんに瞑想状態にはいれるようにしたのが、アルタードの瞑想法というわけです。アルタードの瞑想法では、慣れてくると呼吸数を一分間に一、二回程度にまで抑えることも可能です。

「でも、呼吸法って、なんだかむずかしそうだなあ」と思う人もいらっしゃるかもしれませんが、まったく心配はいりません。

2.「ハ音」の呼吸がエネルギーを高める

アルタードの瞑想法は、たった一つのことができるようになればいいのです。それは「ハ音」の呼吸、つまり「ハーッ」という音とともに、四〇秒ぐらいを目安に息を長く吐き続けることだけというたってかんたんな方法なのです。

この「ハ音」の呼吸はひじょうにだいじなので、ここでもう一度その点についてふれておきたいと思います。

私たちは走って息が切れると、だれもが「ハーハー」と息を吐きます。たとえば、犬でも息が切れれば、「ハッハッ」と呼吸をしているでしょう。これはだれに教えられたことでもありません。身体が無意識のうちに「ハー」という音を自然に発しているのです。

このように「ハ」という音は、呼吸とは切っても切れない音なのです。この音は宇宙の中に満ちているといわれており、すべての音の根元ともいえるのです。

「宇宙は呼吸する」といったのは、〝ピタゴラスの定理〟で知られる、古代ギリシアの哲人ピタゴラスでした。また、真言密教の空海は「五大にみな響きあり」といいました。五大とは地・水・火・風・空のことで、いわば宇宙の万物万象といっていいのです。空海がいう「響き」とは宇宙のリズムのことであり、宇宙がリズミカルに呼吸するということの把握です。ピタゴラスと空海の直観は、共鳴音を奏でるように宇宙大に反響しているといっていいかもしれません。

そのひそみにならったというか、一種の語呂合わせの感覚で、私は「宇宙はハ音で呼吸する」「五大にみなハ音の響きあり」というスローガンをかかげています。そういってもいいほど「ハ音」は母音以前の根元的な呼吸音なのです。

アルタードの瞑想法の基本は、「ハ音」を使って、長く息を吐きだすことにあります。しかし慣れてくると、今度は「ハ音」をださなくても自然にできるようになるのです。

この「ハ音」の呼吸さえできるようになればしめたもの。心の奥深くから、大宇宙に満ちた無限のエネルギーを汲みあげることができるのです。

アルタードの瞑想法のいい点は、「ハ音」の呼吸さえマスターすれば、おのずと姿勢がととのい、瞑想できることです。この呼吸法は慣れてくれば、どこでもできるようになります。電車のなかでも、仕事の合間でも、目を閉じるだけでスーッと瞑想できるようになるのです。これほどすぐに瞑想できる理由は呼吸法と瞑想法がきちんと連動されているからです。瞑想法と呼吸法というのは二つでワンセット、不即不離の関係にあるのです。

3. 三つの丹田を同時に喚起する瞑想法

自我が緊張しているとは、つまり身体が目覚めていることですが、ここでは意志が主導権を握っています。その意志が緩んでこなければ瞑想にならないわけですが、その瞑想状態にはいっていくのに意志を使うということには疑問を感じるのです。「ハ音」を使えば、瞑想には意志もイメージも必要なくなります。そもそも、一般の瞑想法では、意志の力をよりどころにするので、それだけ瞑想状態になるのがむずかしいのです。意志の力で意志の力を緩めるというのですから、容易に瞑想状態にならないのは当然だといえるでしょう。アルタードの瞑想法では、意志の力で瞑想状態にはいっていく手順はまったくありません。「ハ音」によって瞑想状態にはいる加速度をあげ、この問題を解決したからです。

宮本武蔵は『五輪書』のなかで、「千日の稽古を鍛とし、万日の稽古を練とす」と書いています。俗に「三日、三月、三年」というのは「鍛」、禅の「さらに参ぜよ三十年」が「練」にあたるということができます。アルタードの瞑想法は、「鍛」のプロセスがいらず、ただちに「練」からスタートできる手法なのです。「鍛」が「練」にとけこみ、「練」に「鍛」のプロセスがそっくりおりこまれているので、もはや武蔵のように「鍛」と「練」の段階を区別することは無用になったのです。

さきほどものべたとおり、私たちの身体には丹田というポイントがあります。丹田とは人間の体のなかでもっとも重要な点で、頭頂から額、胸、へそ下にあるエネルギーの通り路のことです。アルタードの瞑想法ではこれらの三つの丹田を同時にやしなうやりかたをしています。というのもこれらの丹田をやしなえば、エネルギーの保息能力が身につくからです。まえにものべたように保息とは、息の出し入れを止める呼吸法のことで、数多いヨーガの呼吸法のなかでもたいせつな意味を持ちます。

アルタードの瞑想法には、身体の三つの丹田を同時にやしなうことで、この保息能力を高める働きがあります。保息能力がつくと、肺呼吸や酸素呼吸の欠陥を、根元的エネルギーがカバーしてくれるのです。まえに述べた瞑想の三大効果も、ある意味では保息能力の所産なのです。

ところが一般の腹式呼吸では、この三つの丹田をやしなうことができません。腹式呼吸では、せいぜい下丹田をやしなえるかどうかというほどの効果しかなく、これでは長い年月をかけて訓練しても、三つの丹田の配線がうまくつながらないのです。もちろん腹式呼吸も健康にいいのはたしかです。しかし健康法どまりの効果しかなく、アルタードの瞑想法なら、この三つの丹田をやしなうことができるのです。健康法は残念ながら「生きる力」の一部にしか当てはまらないのです。

私たちの意識できないところで、無意識にはたらく高次のエネルギーを汲みあげ、ぜひ、あなたの人生を開いていってください。瞑想法はあなたの「生きる力」を育てる友になってくれるはずです

あとがき

季節の変わり目には衣更えがある。結婚式にはお色直しがある。歌舞伎の早替りには大向うの喝采がある。本も同じように年月の経過とともに変化する。幾星霜をくぐり抜けられないものは風化してその命脈も尽きる。この本はどういうわけか、装いも新たな意匠で三回も蘇ったのである。そのたびごとに大幅に増補改訂をしてきた。

筆者自身の考えも微妙に変わり、たとえば、以前は「無意識のエネルギー」を、ひとつのキーワードにしてきたが、いまは無意識をも包む「根元的エネルギー」という視点でなければ、人生上での瞑想の意義を把握できない、と考えるようになった。無意識でも心身の深い変容は相手にできるが、人間の「生きる力」を高めるという点については、どうしても食い足りないところが多々でてくる。今回の新装版は、そういう見かたがかなり盛りこまれている。瞑想法もたいせつだが、瞑想観も重要なのである。すでに準備中の本では、そういう観点がいっそう徹底すると思う。

今回も、ノンフィクション作家の川上貴光氏と、編集の篠原洋氏には多大の面倒をおかけした。この場を借りて厚く御礼を申し上げたい。

平成二十五年三月

津田　優

参考文献

スピノザ「エチカ」(中央公論新社)
ベルクソン「思想と動くもの」(岩波書店)
ベルクソン「精神のエネルギー」(白水社)
ベルクソン「物質と記憶」(白水社)
西田幾多郎「哲学論集」I〜III (岩波書店)
フロイト「夢判断」(人文書院)
岸田秀「ものぐさ精神分析」(中央公論新社)
ユング「著作集」I〜V (日本教文社)
河合隼雄「カウンセリングを語る」(創元社)
世親「論集」(中央公論新社『大乗仏典15』)
智顗「天台小止観」(岩波書店)
佐保田鶴治「ヨーガ根本教典」(平河出版社)
世阿弥「花伝書」(講談社)
宮本武蔵「五輪書」(岩波書店)
折口信夫「古代研究」(中央公論新社)
福田恆存「私の国語教室」(新潮社)
ワトソン「スーパー・ネイチャー」(蒼樹書房)
碓井益雄「霊魂の博物誌」(河出書房新社)
ジャン・ブラン「手と精神」(法政大学出版局)
ルソー「エミール」(岩波書店)
カント「人間学」(理想社・全集版)
三木成夫「胎児の世界」(中央公論新社)
三木成夫「海・呼吸・古代形象」(うぶすな書院)
立花隆「宇宙からの帰還」(中央公論新社)
ポワンカレ「科学と方法」(岩波書店)
山川静夫「歌右衛門の六十年」(岩波書店)
畑山博「教師宮沢賢治の仕事」(小学館)
諏訪内晶子「バイオリンと翔る」(NHK出版)
西岡常一「木に学べ」(小学館)
夏目漱石「道草」(新潮社)
リンドバーグ「翼よ、あれがパリの灯だ」(筑摩書房)
今西錦司「自然学の提唱」(講談社)
今西錦司「自然学の展開」(講談社)
ベンヤミン「言語と社会」(晶文社)
土橋寛「日本語に探る古代信仰」(中央公論新社)
道元「正法眼蔵」(岩波書店)

著者　津田 優（つだ　すぐる）について

1944年生まれ。66年、日本大学経済学部卒業。82年、元巨人軍監督川上哲治氏の縁により、「天下の鬼叢林」と異名をとる岐阜の正眼寺で坐禅、奈良の信貴山での断食、木曽の御岳山での滝行をはじめ本格的な修行にはいり、独自の呼吸法を使った「アルタゼーション瞑想法」を開発。89年にはアルタード・ライフ研究所を設立し、セミナー、カウンセリング、企業研修、講演などを実施している。著書に『瞑想テクネーの書』のほか論文多数。

アルタード・ライフ研究所の問い合わせ先
TEL & FAX　03－3326－0447
E-MAIL　iki-iki@abox8.so-net.ne.jp

瞑想は生きる力を高める

著　者　津田　優
発行者　真船美保子
発行所　KK ロングセラーズ
東京都新宿区高田馬場 2-1-2　〒 169-0075
電話（03）3204-5161（代）　振替 00120-7-145737
http://www.kklong.co.jp

印　刷　太陽印刷工業（株）　製　本　（株）難波製本
落丁・乱丁はお取り替えいたします。※定価と発行日はカバーに表示してあります。
ISBN978-4-8454-2276-0　C0030　Printed In Japan 2013